ナーシング・プロフェッション・シリーズ

看護理論の活用
看護実践の問題解決のために

正木治恵／酒井郁子 編著

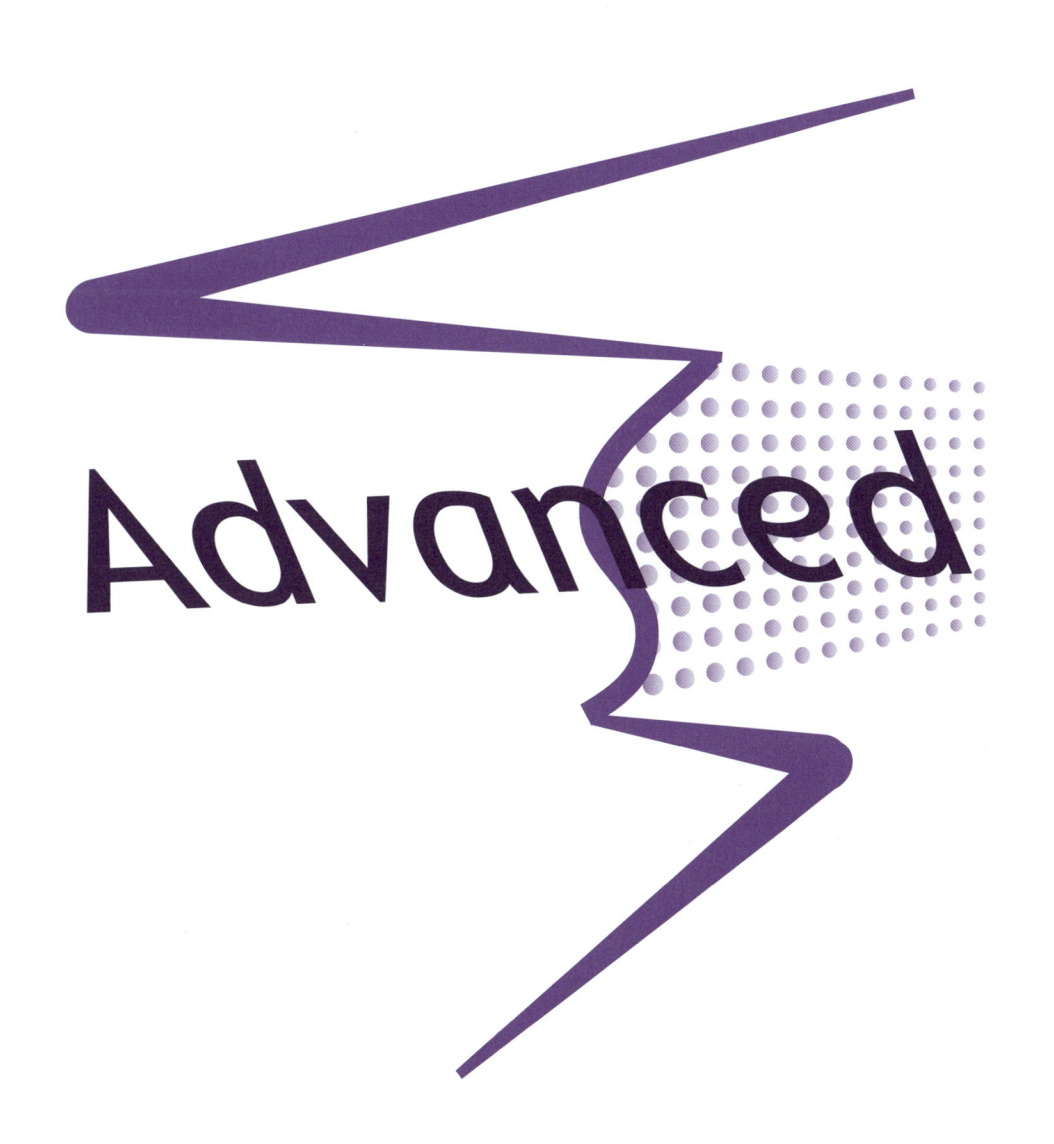

Advanced

医歯薬出版株式会社

＜執筆者一覧＞

● 編　集

| 正木　治恵 | 千葉大学大学院看護学研究科 教授 |
| 酒井　郁子 | 千葉大学大学院看護学研究科 教授 |

● 執　筆（五十音順）

遠藤　淑美	大阪大学大学院医学系研究科
荻野　　雅	武蔵野大学看護学部
黒田久美子	千葉大学大学院看護学研究科附属看護実践研究指導センター
酒井　郁子	編集と同
正木　治恵	編集と同
松岡　真里	高知大学教育研究部医療学系看護部門臨床看護学小児看護学
和住　淑子	千葉大学大学院看護学研究科附属看護実践研究指導センター

This book was originally published in Japanese
under the title of :

Nāshingu Purofessyon Shirīzu

Kango Riron-no Katsuyou : Kango Jissen-no Mondai Kaiketsu-notameni

(Use Nursing Theory for Nursing Practice)

Editors :

Masaki, Harue
　Professor, Chiba University Graduate School of Nursing
　Dean, Chiba University Graduate School of Nursing

Sakai, Ikuko
　Professor, Chiba University Graduate School of Nursing

© 2012　1st ed.

ISHIYAKU PUBLISHERS, INC.
　7-10, Honkomagome 1 chome, Bunkyo-ku,
　Tokyo 113-8612, Japan

はじめに

　本書は，看護理論を看護実践に活用することで，少しでも看護の質を向上させたいと願う，学生，実践者，管理者向けに，看護理論の活用についてわかりやすく解説した．そのため，各看護理論の紹介は，そのエッセンスを解説するにとどめ，看護実践や看護管理の現場での看護理論を活用することの意味とその具体例を提示することに主眼を置いている．

　本書の企画は，千葉大学大学院看護学研究科で開講している「看護実践方法論Ⅰ」に端を発する．本授業は，専門看護師教育課程の共通科目である「看護理論」と「コンサルテーション」に該当する科目として提供している．毎年，臨床経験を経て大学院に入学してきた学生が，自分自身の実践事例をもとに，看護理論を活用して，振り返り（reflective practice）を行う．Reflective practitionerたらんことは，専門的実践者になるための不可欠の要素である．振り返りに看護理論を活用することは，その振り返りを行う自己の看護現象を捉える枠組みを刷新したり，拡大することを可能にする．看護理論を活用して振り返りを行うことで，自分の基準や既成概念を超えるという，理解の位相を変えることができる．それによって，あらためて，看護現象固有の価値を認識できるのである．本書はまさに看護理論を実践・管理に活用することの醍醐味に迫ろうとしたものである．

　本書は，第1章 看護における理論の活用，第2章 看護実践と理論活用の実際，第3章 高度看護実践と看護理論の3つの章から構成されている．個別援助事例への看護理論活用の具体例を豊富に論述していること，加えて看護管理実践への看護理論活用について論述し，具体例を示していること，高度看護実践への看護理論活用の意義と効果について論述していることが，本書の特長である．

　大学院生だけでなく，実践者および管理者にぜひ読んでいただき，しばし看護理論と自分の看護実践について考えを巡らせる時間をとっていただければ幸いである．そのとき「オレムさんだったらどう考えるだろう」「ロイさんだったらどう考えるだろう」と原書をひもとくのもよい．それは看護理論との対話となる．

　そして，本書で説明されている看護理論活用例を参考にしつつ，自分なりの活用の意義を見出していただきたい．

　　2012年6月

正木治恵
酒井郁子

もくじ

第1章　看護における理論の活用

1　看護理論の活用と意義　1（酒井郁子）

①理論とは何か　1

理論は目的と機能を有している 1／理論には概念と概念間の理論的論述を基盤とする基本的構造がある 1／理論は暫定的なものである 3

②看護理論と看護実践　3

③看護知識体系の構造的階層　4

④看護理論の活用の意義　5

看護専門職としてのアイデンティティの確立 5／秩序だった看護過程の展開と看護実践上の目的の一貫性の確保 5／看護実践の用語の統一による看護共同体の協働と看護学の知識の蓄積 6

⑤実践における看護理論の活用の目的　6

⑥看護理論の活用のプロセス　7

2　看護理論発展の歴史　9（和住淑子）

①看護理論とは何か　9

問題提起―なぜ看護理論はいくつもあるのか 9／看護理論・看護理論書・看護理論家の区別をつける 9／看護理論・看護理論書・看護理論家の区別をつけながら看護理論書を読む 10

②看護理論はどのようにして形成されるのか　11

史上初めての看護の理論化―ナイチンゲール 11／ナイチンゲール以降の看護理論 11

③看護理論発展の歴史と今後の発展の方向性　12

看護理論発展の歴史 12／今後の発展の方向性 13

第2章 看護実践と理論活用の実際

1）看護実践に理論を活用する

看護実践に理論を活用する　15（黒田久美子／正木治恵）
①看護実践者に求められる責務　15
②看護実践に理論を活用するときの落とし穴　15
③看護実践に看護理論を活用する意義　16
　未知なる看護現象へのいざない 16／実践への貢献 17／理論と実践の往還 17／共通理解の促進 18

1　ナイチンゲール：生命力へのはたらきかけ　20（和住淑子）
①ナイチンゲール理論の特徴　20
　病気についての見方―病気は回復過程である 20／看護の評価規準―患者の生命力の消耗を最小にするように整える 21
②事例と看護理論を用いた展開　21
　ナイチンゲール理論を適用した看護実践の評価 21／理論の意識的な適用がもたらす看護実践能力の発展 24

2　ロイ：適応を促す介入の方向性を探る　27（黒田久美子／酒井郁子）
①ロイ理論の特徴　27
　理論の基盤 27／ロイ理論の概要 27
②事例と看護理論を用いた展開（1）　29
　事例紹介 29／ロイの理論を用いて患者を振り返りあらたに看護計画を立案 31／「適応」に着目したロイ看護理論の活用と効果 34
③事例と看護理論を用いた展開（2）　35
　事例紹介 35／看護理論を実践に活用した場合の意義と効果 40

3　キング：相互浸透作用と目標共有　42（酒井郁子）
①キング理論の特徴　42
　目標達成理論とは 42／目標達成理論の理解のための重要概念 43／キング理論を看護実践に活用する 44
②事例と看護理論を用いた展開　45
　事例紹介 45／看護の実際 45／佐藤さんとともに行った1回目の入院の振り返り 46／看護師は何を学びどのように患者の捉え方を変えたか 48／キング看護理論の活用と効果 48

4 ペプロウ：人間関係の看護論—対人援助関係に着目して
50（荻野　雅）

①ペプロウ理論の特徴　50
人間関係の看護論 50／看護の定義 51／看護師—患者関係の諸局面 51／看護の機能 52／看護の役割 52

②事例と看護理論を用いた展開　53
事例紹介 54／担当看護師との関わり 55／ペプロウ看護論からの患者—看護師関係の考察 57／事例のまとめと理論を用いることの意義 59

5 トラベルビー：人間対人間の関係に着目した看護理論
61（遠藤淑美）

①トラベルビー理論の特徴　61
理論が生まれた背景 61／主要な前提 62／基礎となる仮定 62／トラベルビーの看護理論の構造 63／人間対人間の関係 63

②事例と看護理論を用いた展開　65
事例紹介 65／看護の実際 66／人間対人間の関係の視点から捉えなおした援助過程 69／学生は何を学び，どのように患者との関わり方が変わったか 69

③人間対人間の関係に着目した看護理論の意義と効果　71

6 オレム：主体的取組の支援　73（黒田久美子）

①オレム理論の特徴　73
理論の基盤 73／主要な概念 74

②事例と看護理論を用いた展開　76
事例紹介 76／看護の実際 76／理論を活用して事例を展開する 77

③看護理論を実践に活用した場合の意義と効果　79

2）看護管理に看護理論を活用する

看護管理に看護理論を活用する　81（酒井郁子）

①看護管理と看護理論　81
看護管理者に求められる責務 81／看護管理に理論を活用するときの落とし穴 81／看護管理者の理念と看護実践 82／看護管理における看護理論の活用の意義 83

1 ベナー：臨床看護実践の質向上に向けた活用　85（正木治恵）

①理論開発の源泉　85

②主要な用語　86
　　臨床看護実践における熟達度 86／実践知（Practical Knowledge）68／範例（Paradigm Case）86／ナラティブ（Narrative）87

③臨床看護実践の熟達度の活用　87

④病棟全体で取り組む臨床研究に活用して　88

2 トラベルビー：人間対人間の関係を築けるようなスタッフを育成する
　　91（遠藤淑美）

①はじめに—これは看護師の責任だろうか　91

②スタッフの希望を支える　92

③他者への関心を開く　92

④共感の力の拡大　93

⑤関与（involvement）への志向　94

⑥人間対人間の関係を生きる—看護管理者の治療的な自己利用　96

3 ワトソン：看護管理者の理念の形成と看護理論　98（酒井郁子）

①ケアリングの哲学　98

②ケアリング哲学の実践としての看護管理　100
　　事例：身体拘束をすることが当たり前だった病院の風土を変える 100

③組織的な看護の改善に不可欠な哲学　103

第3章　高度看護実践と看護理論

1 理論編　104（荻野　雅）

①ヘルスケアの変遷　104

②高度看護実践に求められるもの　105

③高度看護実践と看護理論　106

2 実践編　108（松岡真里）

①**高度看護実践と看護理論**　108

②**実践；Direct Clinical Practice**　109
　　Case Finding とアセスメント 109／看護ケアの提供 110

③**相談・教育**　111

④**倫理調整**　112

⑤**調整**　112

⑥**研究**　113

⑦**おわりに**　113

索引　116

表紙デザイン：小川さゆり

第1章 看護における理論の活用

1. 看護理論の活用と意義

1 理論とは何か

　理論は，科学という学問体系に必ず存在し，事実や認識を統一的に説明することのできる体系的知識を指すが，広義にはある問題についての特定の見解や学説，考え方を指す場合もある．看護学研究者がそれぞれ「理論」をどのように定義づけているかについて表にまとめた．この表から理論の性質を取り出してみよう．

（1）理論は目的と機能を有している

　理論は，「ある現象を系統的に理解する」という機能を有しており，「現象の記述，説明，予測（推測あるいは予知）する」という目的を有している．理論は，それを活用した人が現実世界の一見複雑で混乱した事象からある法則性やパターンを見出し，要素と要素の関連性を把握し，了解することを導く要素と要素の関連性を把握するということで，「なにが生じているか表現（現象を記述）し」，「どうしてこうなっているか解説（説明）」し，これらの要素間の関連性から次にどうなるか（推測）が可能となり，次に何が起こるかを「予測・推測・予知」できるようになる．

（2）理論には概念と概念間の理論的論述を基盤とする基本的構造がある

　理論には概念があり，2つ以上の概念を結びつける理論的論述がある[6) p46]．この概念は，理論の対象となっている現象を記述し，分類し，それに意味を与えるものである．つまり概念はその論じられている理論のなかで初めて意味をもつといえる（図1）．そのため概念だけを切り離して論じることはできない．ある概念は異なった理論体系で全く異なる意味をもつからである[6) p55]．たとえばオレムはセルフケア理論，セルフケア不足理論，看護システム理論と3つの看護理論体系を構築した．オレムが述べている「セルフケア」という言葉の意味はオレムの理論の中で初めて明瞭なイメージをもち看護システムを導くものであると看護学の中では共通理解されている．「セルフケア」という概念（言葉の意味）はこのようにオレムの看護理論を背負っている「言葉」なのである．

第1章 看護における理論の活用

■表　理論の定義

著者名	定義	年	書名
Barbara J. Stevens	理論とは，ある事象を説明し，その特徴を明らかにするために書かれた一連の記述をいう（p1）	1979 発行 1982 日本語訳 メディカル・サイエンス・インターナショナル	看護理論の理解のために　その分析／適用／評価 訳：中西睦子，雨宮悦子
Gertrude Torres	理論は私たちを取り巻く世界についての考え方や見方を示すものである．理論は看護実践に対して実践の記述，説明，予測，コントロールという4つの機能を果たす（p18）	1986 発行 1992 日本語訳 医学書院	看護理論と看護過程 監訳：横尾京子，田村やよい，高田早苗
Jacqueline Fawcett	理論とは知識の構造的階層のなかで，4番目の構成要素であり，比較的制限された現象の特徴を記述する具体的な概念や命題の一対である（p30）	1993 発行 2001 日本語訳 廣川書店	看護理論の分析と評価 監訳／太田喜久子，筒井真優美
Peggy L. Chinn Maeona K. Kramer	理論を広義にとらえると，ある目的のために役立つ現実の系統的抽象である．理論を生み出す目的として記述と説明，推測がある（p23）	1995 発行 1997 日本語訳 医学書院	看護理論とはなにか 監訳：白石聡
Shirley M. Ziegler	科学的理論とは，「ある現象を説明したり予知したりすることを目的として，概念と概念の間の関係を明確にし，現象の系統的理解を可能にする，要素（概念），定義，命題」のことである（p256）	1993 発行 2002 日本語訳 医学書院	理論に基づく看護実践　心理学・社会学の理論の応用 監訳：竹尾惠子
Ann Marriner Tomey Martha Raile Alligood	理論とは「実践を導く行為（action）を提起する関連ある概念の集合」である（p6）	2002 発行 2004 日本語訳 医学書院	看護理論家とその業績　第3版 監訳：都留伸子

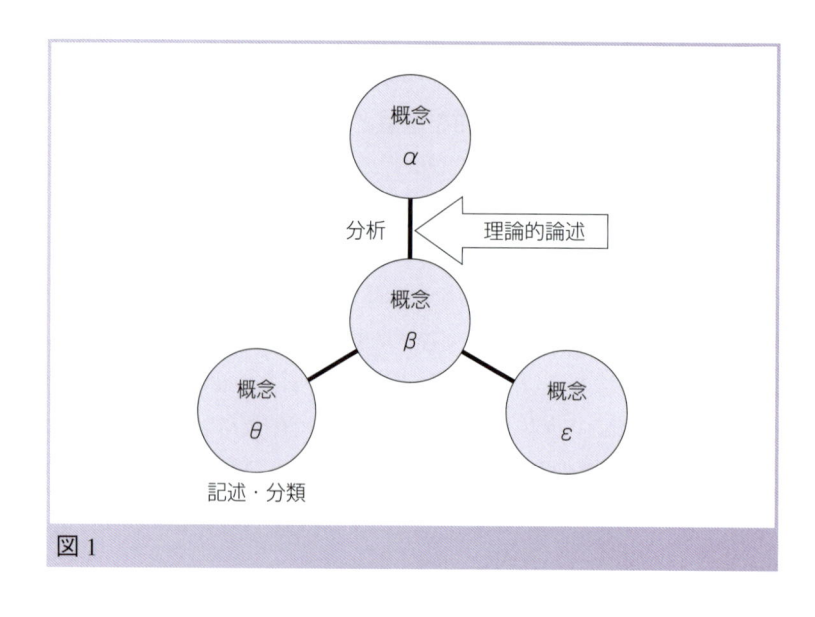

図1

（3）理論は暫定的なものである

　科学哲学の命題でもある「なにが科学であるのか，それはなぜか」という問いへの答えは時代の変遷とともに変化しつつある．たとえば，「客観的真理とは研究者から独立して存在している」という実証主義的見方がある．これに対して，経験的知識は時代や文化が異なるとそのいわゆる「真理」の整理のパターンが異なり，結果として異なる理論となる場合がある（フーコー）[6) p37]などの批判がなされ，現在に至るまで「なにが科学であるのか」「科学とはなにか」について活発な論議が展開されつつある．つまり「科学」の性質はそもそも暫定的なものである．このように科学において絶対に正しい答えというものは存在しないという立場からみれば，科学は理論と経験的観察の相互作用の過程である．問いに対する答えは，連続した過程の中でその時点での科学者集団が考える「正しいと思われる答え」である．

　観察には理論の枠組みが必要であり，観察したことによって理論に修正が加えられていく．この活動の積み重ねは，多くの科学者によって点検されコンセンサスが得られていく．この過程が研究であり，研究とは，理論や仮説の証明にあるのではなく，特定の仮説を反駁するための研究[注1]を組み立てる試みにある[6) p41]．看護学に限らずどの学問であっても，理論はあくまでも進行中の研究の一つの局面の表現であり，この意味において理論は暫定的なものであるということができる．

❷ 看護理論と看護実践

　看護実践に看護理論を適用しようとするとき，看護理論はどのように位置付くのだろうか．

　看護理論は患者に当てはめるものではないし，実践現場の事象に当てはめるものでもない．看護理論は，看護の「実践を導く行為を提起する関連ある概念の集合」[6) p6]なのであるから，看護を提供する人（看護師）が保有する知識の一つとして看護共同体の中で構築され，共有され，反駁され，修正されつつあるものである．すなわち，看護者は知識として看護理論を共有し，この看護共同体の知識を活用して，看護の対象の反応を観察，分類したり，効果的な援助を推測，実施し，効果を立証したりしている（図2）．

　看護理論の目的は，看護現象の記述，説明，予測であり，これらを通してよりよい実践を導くことである．一方，看護実践にも目的がある．それはさまざまな理論的な知識を実際の対象者に応用し，その人あるいは集団の健康状態やQOLを改善することである．実際，今日の前にいるこの患者に対してどんな介入をしたらよいかを決めるには，私たちは，いくつかの理論の中から今のこの患者の状況を系統立って理解するための，あるいはこの患者を系統立って理解するための理論を選び出さなくてはならない．現在，多くの看護学研究者によって，このような看護理論の多元性が支持されている．すなわち一つの看護理論のみで看護のすべての領域をカバーすることは困難であろうということが，看護学研究者間の共通見解である．

注1　ポパー（Popper, K.R.）は「どのような理論の反駁でも，一つの大きな成功と見なされるべきである．単にその理論を反駁した科学者の成功というだけにとどまらず，反駁されたその理論を作り出した科学者，そして間接的にせよ反駁のための実験をそのように示唆した科学者の成功でもある」と述べている[6) p41]．

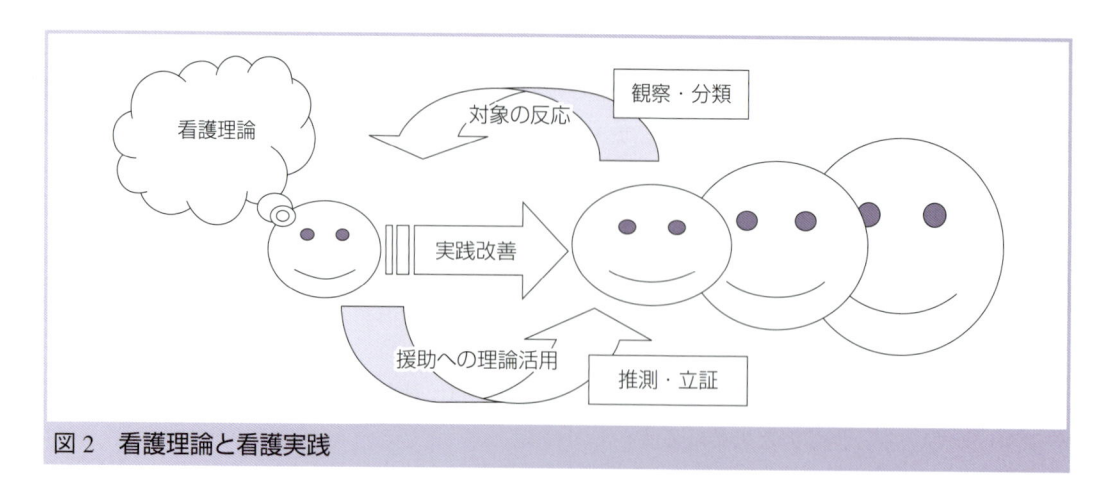

図2 看護理論と看護実践

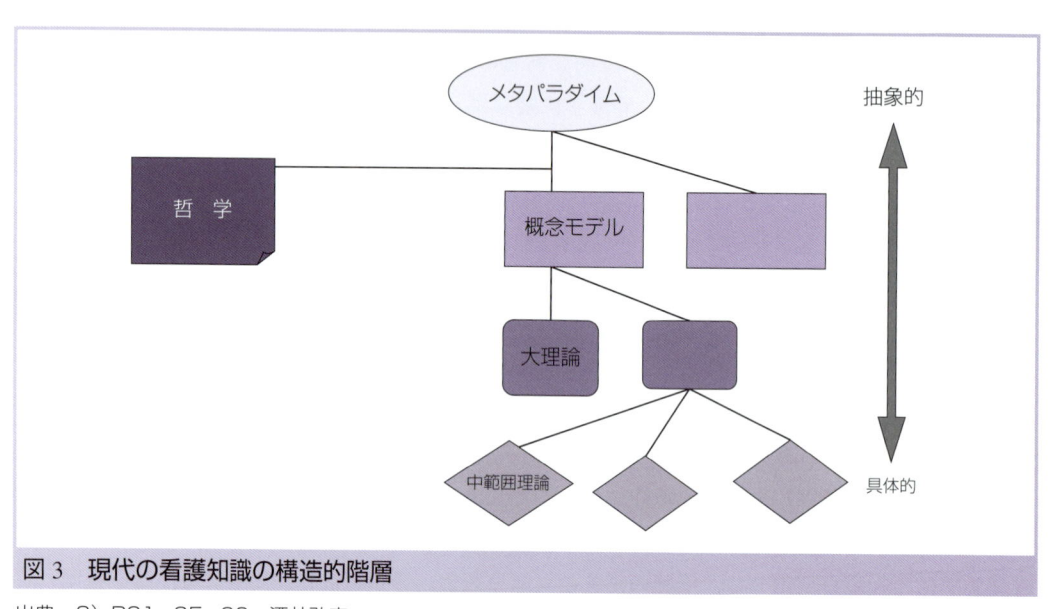

図3 現代の看護知識の構造的階層

出典 3) P21, 25, 26 酒井改変

③ 看護知識体系の構造的階層（図3）

　看護理論が表現している看護学の知識体系は，その抽象度に応じて構造化され位置づけられている[6) p7]．

　看護のメタパラダイムは人間・環境・健康・看護という中心的概念から成り立っていることは一般的な合意がある[6) p6]．すなわちこの4つの概念についての系統だったものの見方を示しているものが看護理論である．看護哲学は看護の意味を明らかにし価値づける．概念モデルは，看護学が関わる現象に対する体系的アプローチを説明するための広範な枠組みであり，見方や展望を示すことによって研究や教育の今後の方向性を示すものである．これに対して看護「理論（大理

論あるいは中範囲理論)」は扱う範囲が広い場合(大理論)も限定される場合(中範囲理論)もあるが,どちらも検証可能,すなわち,反駁が可能である.

抽象的であればあるほど,時間や空間から独立している[6)p7].そのため適用範囲は広く,状況や対象の特徴によって適用の限定はないが,抽象概念は直接的に観察される事象ではない.たとえば,ロイの概念モデルにおける「適応」という概念は直接患者の言動やデータから観察されるわけではない.逆に「適応」という考え方にそって事象を整理していったときに,間接的に見えてくる概念ということができる.前述した「理論と観察」の相互作用を注意深く展開する必要がある.概念が具体的であればあるほど,時間と空間,すなわち適応する状況が限定される.そして直接的に観察可能になってくる[6)p7].このような知識の抽象度を把握することで,看護実践への適用の妥当性を評価できるようになる.抽象度が高い概念ほど,意味の共有がなされているかどうかを点検する必要がある.そのためには,理論を活用しようとする人には理論に埋め込まれている概念の意味を読み取る,理論に照らしたときの現象の意味を読み取るというような,抽象と具象の階段を上り下りする力が要求される.

❹ 看護理論の活用の意義

看護理論を活用する意義は,看護学の知識の蓄積および看護学知識を活用した看護実践の改善にある.

(1) 看護専門職としてのアイデンティティの確立[4)p25]

看護理論は概念モデル,哲学を背負っており,看護学のメタパラダイムからはずれることはない.このことは,「なにが看護であるか」という看護特有の現象の区別をつけるときの観察枠組みとなり,私たちのものの見方の焦点化を進めてくれる.そもそも看護を行動面からみれば「体を拭く」「話を聴く」「寝具を整える」ということだけしか見えず,看護師がその場で遂行している,看護の価値観にもとづいた複雑な臨床判断は,看護の対象者にも他職種にも,看護職同士であっても見えないことが多い.看護師が看護理論を学び,自分の中でよく考え,批判的に吟味することによって看護学の研究,看護学教育,看護の実践を価値付け,理論と研究と教育と実践の連関に意味を見出すことが可能となる.このことはとりもなおさず,看護学という専門性の基盤が確立し,看護師自身が看護を意味深いものとしてとらえられるようにする.「看護とはなにか」が一人ひとりの看護師の中で明確になることによって,自尊心をもち専門職としての看護の実践に取り組むことができるようになる.これは看護専門職としてのアイデンティティの確立ということができる.

(2) 秩序だった看護過程の展開と看護実践上の目的の一貫性の確保

前述したように,理論と観察は相互作用しながら展開していくものである.看護師が現場の複雑な現象に出会ったときに,観察の枠組みとして看護理論を活用することができれば,一見複雑に見える多種多様なデータを整理することができる.データの一つ一つの意味が明確になり,全

体としてどういう状況になっているのかを理解できる[6] p17. たとえばロイの「適応」という概念を用いて，せん妄状態になりかけている患者の生理的様式のデータを一つ一つ整理してみると，電解質バランスの崩れや脱水や排便がないことなどを示す一つ一つのデータが身体の内部の非効果的反応として（すなわち適応しようとしてさまざまな対処を試みているが効果的に反応できない）見えてくる．この適応という概念を用いないで，せん妄状態に陥っている患者を見た場合，看護師は「危険防止」という枠組みで状態を観察するかもしれない．そうするとその看護師には「こちらの指示が理解されない」「動きが激しく興奮しつつある」などのデータのみをピックアップして「せん妄状態となり自傷他害のおそれがある」という分析になり，予測される問題点は判断できても，その原因や誘因の理解には至らないかもしれない．

また看護理論を活用してデータを吟味し分析することで，看護上の問題点（看護診断）が焦点化され，「どうなったらよいか」という看護の目標と，「なにをすればよいか」という具体策の判断ができる．言い換えれば，「この患者はどのようになるのがより健康的でより安全で安楽であるか」という看護の目的が明確になるからできる判断である．

前述した，せん妄になりかけている患者の例を再度見てみよう．ロイの「適応」モデルを活用しこの事象をみてみると，「非効果的反応」を引き起こしている焦点「刺激」が同定されていく．「人間は適応し続ける存在であり」「適応することを促進するには焦点刺激をコントロールすることである」のだから，看護の目的と，目標，そして具体策のアウトラインが見えてくる．また「適応することを促進する」という看護の目的を看護チームが一貫してもつことによって，そのときそのときの看護チームとしての大人数のアプローチをどうするか一貫した意志決定ができる．目的を定めることにより，具体策が創意工夫され多様になり，評価の視点が明確になり，ケアの継続が可能となるのである．結果として，たとえばせん妄期間を効果的な看護提供により最短にすることで病院のベッド稼働率が良くなり経済効率が上昇したり，看護師の職務への満足感が上昇したりすることも考えられる．

（3）看護実践の用語の統一による看護共同体の協働と看護学の知識の蓄積

看護理論を学び，看護理論の枠組みで看護事象を見つめ直したときに，新たな意味が見出されたり，具体策が創出されたり，またあるいはとある看護理論の反駁のきっかけが見出されたりするかもしれない．これらのことを次の看護事象で検討し確かめることによって看護学の知識が看護者師人のみならず看護共同体に蓄積されていく．また理論で規定された用語を活用することによって，複雑な看護実践を表現する用語（term）が看護実践の中に根付いていく．これは看護専門職間（研究者，教育者，実践者）のコミュニケーションを活発にし，アイデンティティを強めることにつながっている．

5 実践における看護理論の活用の目的

看護理論を活用する目的は，その活用する人の立場や状況によってさまざまであろうが，大きく3つに分類することができるだろう．第一に，看護理論を読み，実践を振り返ることによる看

護者の看護観の育成である．「なにが看護であるか」「看護として大切にすべきものはなにか」という問いに対してのさまざまなアイデアを看護理論は提供している．また看護理論は，他者のケアリングに価値を置く理論である．このように看護理論を読み看護観を形成することによって，看護専門職としての倫理が形成され，私たち看護師は自分たちの職業規範を自律的に決定していくことができるようになる．

第2に看護実践において，秩序だった看護過程を展開する目的で看護理論を活用することができる．すなわち，看護観に基づいた看護目標の方向性と看護目標の設定，複雑な看護状況の理解（記述）看護上の問題の焦点化と具体策の選択（説明と予測）のために看護理論を活用するということである．

第3に，現在公表されている看護学の知識としての看護理論の評価，検証と反駁のために活用することである（概念の検証）．研究と実践の関係はこのように看護学の知識の蓄積を推進するために相互作用がなされる必要がある．また研究と実践の相互作用を促進するためには，用語が統一されていてコミュニケーションが円滑に展開する必要があり，このような側面からも，実践，研究，教育のそれぞれの領域で看護理論を活用し用語を定義していく必要がある．

⑥ 看護理論の活用のプロセス

看護理論を看護実践に活用するプロセスについて説明する（図4）．

まず活用にあたって，既存の看護理論の体系的理解が必要である．誰がどのような看護理論を何のために創出しており，看護学共同体でその理論はどのように受け止められていて，実践への活用状況はどの程度なされているのか，という基本的な理解とそれぞれの理論の特徴と適用の限界について押さえておく必要がある．このような看護理論に関する基本的理解があってはじめて，実践活用のプロセスがスタートできる．

看護理論を活用する目的を明確にする．すなわち，看護実践上の解決したい課題を意識化することで，看護理論の基礎知識に基づいて適用する看護理論の選択が可能となる．「なにを解決したいから」「なぜこの看護理論を選択したのか」という選択理由と選択動機を自分なりに認識して看護理論を読むことで，実践を思い浮かべて看護理論を読むことができる．このことは，新しいアイデアや看護実践に関する気づきを促す．今までの看護者の見方と，看護理論から得た新しいアイデアや気づきとどのように違うのか振り返ることで，看護理論からの学びがより明確になる．これは看護者の中に観察のための認識の枠組みを作ることでもある．

このような新しい考え方（アイデアや気づき）に基づいて患者データを分析してみるときにも，とくにどのようなデータを注意深く検討しなければならないか，そのデータの意味するところはなにかなどについて看護理論を読み返し，概念の意味づけを点検していく．また，看護理論が提示している看護の機能や役割に基づいて看護の目的と目標を設定したり，アプローチと具体策を意思決定したりするときにも，それが複雑なデータであればあるほど，大勢の看護師が関わる大きなチームであればあるほど，看護の目的と目標の一貫性を確保する際には看護師一人ひとりが看護理論を理解していることが重要となる．

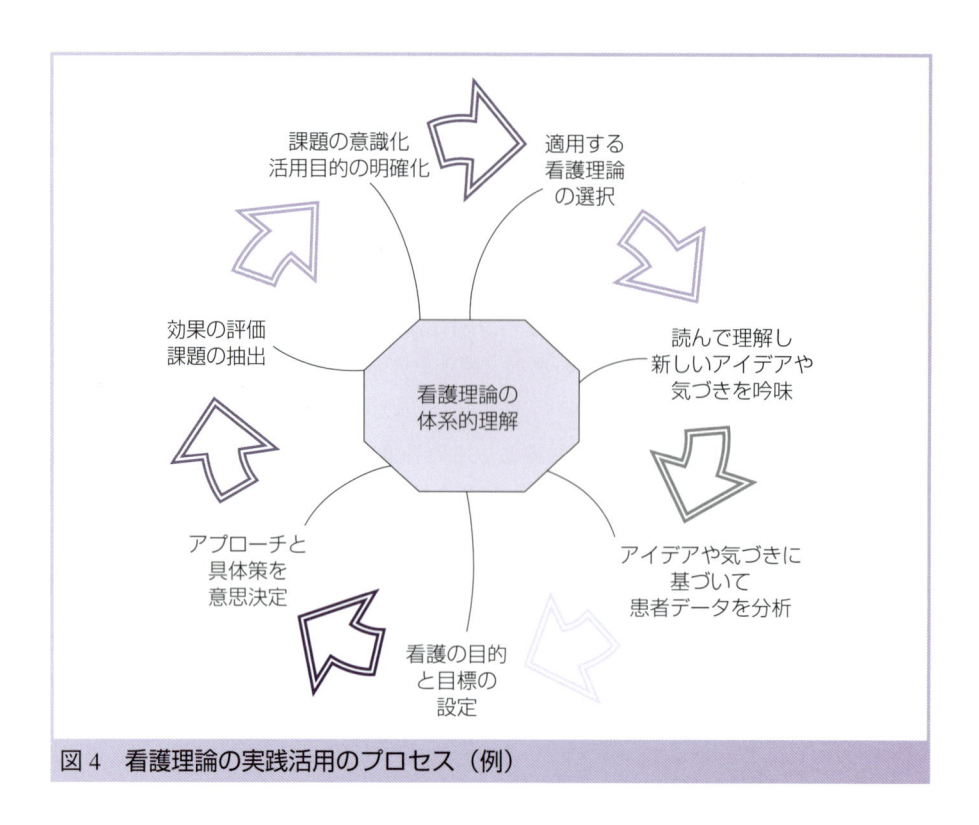

図4 看護理論の実践活用のプロセス（例）

図の構成要素：
- 中心：看護理論の体系的理解
- 課題の意識化／活用目的の明確化
- 適用する看護理論の選択
- 読んで理解し新しいアイデアや気づきを吟味
- アイデアや気づきに基づいて患者データを分析
- 看護の目的と目標の設定
- アプローチと具体策を意思決定
- 効果の評価／課題の抽出

　また看護の効果を評価し，次の課題を検討する際にも，看護理論をもとにした看護目的および目標からみた評価が重要となる．

　このように看護の展開におけるどのプロセスにおいても看護理論による看護者の自らの思考の点検によって，より効果的な分析および意思決定ができる．

■ 文献

1) Stevens, B.J. 著，中西睦子，雨宮悦子訳：看護理論の理解のために　その分析／適用／評価．メディカル・サイエンス・インターナショナル，1982.
2) Torres, G. 著，横尾京子ほか監訳：看護理論と看護過程．医学書院，1992.
3) Fawcett, J. 著，太田喜久子，筒井真優美訳：看護理論の分析と評価．廣川書店，2001.
4) Chinn, P.L., Kramer, M.K. 著，白石聡監訳：看護理論とはなにか．医学書院，1997.
5) Ziegler, S.M. 著，竹尾恵子監訳：理論に基づく看護実践心理学・社会学の理論の応用．医学書院，2002.
6) Tomey, A.M., Alligood, M.R. 著，都留伸子監訳：看護理論家とその業績　第3版．医学書院，2004.

第1章 看護における理論の活用

2. 看護理論発展の歴史

1 看護理論とは何か

(1) 問題提起―なぜ看護理論はいくつもあるのか

　看護学生の頃，実習先の病院の指導者に「あなたの学校では，誰の理論で教わっているの？ ヘンダーソン？　それともロイ？」と問われたことがある．「ナイチンゲールですが……」と答えたものの，"誰々の理論"というようなものがいくつもあってよいのか，看護はひとつではないのか，と素朴に思ったことを記憶している．"なぜ看護理論はいくつもあるのか"という疑問を初めて自覚したのは，この時だったように思う．

　看護師として就職してからも，「救急の事例だから，危機理論が使える」とか，「この事例はセルフケアが問題になっているから，オレムの理論が使える」というようなアドバイスを受け，事例検討に使ってみたこともあった．しかし，使う側が勝手に看護理論を選んでよいものなのか，そもそもなぜ看護理論はこんなにいくつもあるのか，という根本的な疑問に対しては，なかなか納得のいく答えを見つけることができなかった．

(2) 看護理論・看護理論書・看護理論家の区別をつける

　その後，看護教員として，看護とは何かを学生たちに教える立場に立ったとき，真剣にこの問題と向き合わざるを得なくなった．なぜなら，これほど多くの看護理論がある中で，そのすべてを網羅的に教えることは不可能であり，教員が特定の理論を選んで教えるのであれば，特にその理論を使って教える理由や，他の理論については教えない理由を，学生にもわかるように伝えなければならなかったからである．この問題に答えを見出すため，まず，看護理論とは何かから考えてみることにした．

　私たちは，よく「ロイ」の看護理論とか「オレム」の看護理論というような言い方をするが，「ロイ」や「オレム」は，看護理論家であって，看護理論そのものではない．『○○看護理論』というような書籍が看護理論なのかといえば，それは看護理論書であって，看護理論そのものではない．では，看護理論とはいったい何を指すのであろうか．

　看護理論家とは，看護理論書を書いた人物である．看護理論家が看護理論書を書くためには，頭の中に看護に関する体系立った考えが形成されていなければならない．つまり，看護理論書を

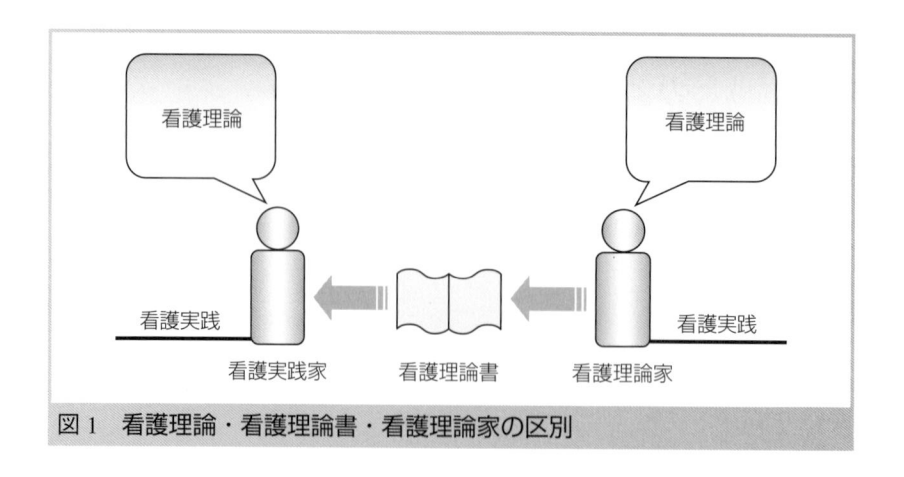

図1 看護理論・看護理論書・看護理論家の区別

書いた看護理論家の頭の中に形成されている看護に関する体系立った考えが，看護理論なのである（したがって，看護理論は直接目で見ることはできない）．そして，看護理論家が看護理論を自身の頭の中に形成する源となっているのは，その理論家自身の看護実践の経験である．

　一方，私たちは，自身の看護実践に行き詰まった時，解決のヒントを求めて看護理論書を読む．したがって，看護理論書を読む看護実践家は，その背後に自身の看護実践を背負っている．そして，看護理論書を通して，看護理論家が頭の中に形成した看護理論を理解し，それを自身の経験した看護実践と照らし合わせて，問題解決の糸口をつかむ．

　看護実践家が自身の看護実践において看護理論を活用するとは，このような構造になっているのである．それを模式化したものが，図1である．

(3) 看護理論・看護理論書・看護理論家の区別をつけながら看護理論書を読む

　図1に示したように看護理論・看護理論書・看護理論家の区別をつけながら，看護実践家の立場で看護理論書を読んでみると，看護理論家の言わんとすることが，驚くほど理解しやすくなる．

　例えば，ナイチンゲールの代表的著作である『看護覚え書』[1]を読む場合，ナイチンゲールの生きた19世紀のイギリスの時代背景と，彼女がその時代に経験したであろう看護実践を思い浮かべ，ナイチンゲールの頭の中に，どのような看護に関する体系立った考えが形成され，誰を対象としてこの本を書いたのか，と想像しながら読むのである．その際は，読み手である自身の看護実践と照らし合わせながら読むことを忘れてはならない．

　ナイチンゲールは，多くの病人を看取る中で，病気の本質が「回復過程」[2]であることを発見し，当時「せいぜい薬を服ませたり湿布剤を貼ったりすること，その程度の意味に限られて」[3]いた看護を，「自然の回復過程をうまくすすめる」[4]ための働きとして位置づけ，それを「他人の健康について直接責任を負っている女性たち」[5]に伝えるために『看護覚え書』を書いた．看護理論・看護理論書・看護理論家の区別をつけながら読んでみると，それをはっきりと読みとることができる．

❷ 看護理論はどのようにして形成されるのか

(1) 史上初めての看護の理論化－ナイチンゲール

　看護を理論化したのは，ナイチンゲールが人類史上初めてである．看護の営みは人類の始まりとともにあったにもかかわらず，19世紀に入るまで，看護理論はこの世に存在しなかったのである．近代看護の祖と呼ばれるナイチンゲールは，それまで誰もなし得なかった看護の理論化を，いかにして行うことができたのだろうか．

　ナイチンゲールが『看護覚え書』の初版を発表したのは39歳の時であるが，彼女は，第二章で「私は，科学的な男たちと無学な女たちの両方の教えを受けて育った」[6]と，自身の生い立ちについて述べている．その意味するところを探りつつ『看護覚え書』の記述を詳細に点検してみると，ナイチンゲールが，目の前の現象を生活者の立場からありのままに見つめている，という特徴に気づくことができる．一方，その現象の意味を原理とのつながりにおいて追究しようとする態度が随所に貫かれている．つまり，「科学的な男たち」の教えとは，現象の意味を原理とのつながりにおいて追究しようとする態度であり，「無学な女たち」の教えとは，目の前の現象を生活者の立場からありのままに見つめる態度のことだと読み解くことができる[7]．

　伝記[8]を読んでみると，ナイチンゲールは，幼少期から「科学的な男たち」のアプローチと「無学な女たち」のアプローチの双方に慣れ親しむ環境に置かれていたようである．看護のように多くの因子が絡む複雑で多様な現象を理論化する際には，「科学的な男たち」のアプローチと「無学な女たち」のアプローチの双方が有効な方法論となることは間違いない．「科学的な男たち」のアプローチと「無学な女たち」のアプローチの双方を自在に駆使する能力を十分に身につけていたことが，看護の理論化という，それまで誰もなし得なかった偉業をナイチンゲールがなし得た理由ではないだろうか．

(2) ナイチンゲール以降の看護理論

　次に，ナイチンゲール以降のいくつかの看護理論をとりあげ，ナイチンゲールのアプローチ方法と比較しながら，その特徴を見ていくこととする．

❶ 目の前の現象をありのままに見つめる―ベナー

　ベナーは，『ベナー看護論』[9]において，「熟練した実践に内包されている意味と知識を掘り起こす」[10]という観点から，熟練した看護師の語る現実の看護状況を見つめ，そこから31の実践を帰納的に導き出し，それを7領域に分類している．

　これは，目の前の現象をありのままに見つめるという，ナイチンゲールのアプローチ方法と共通している．しかし，ナイチンゲールが現象の意味を原理とのつながりにおいて詳細に検討しているのに対し，ベナーはその原理に匹敵するような一般論をもたないまま，記述した現象を相互に比較することによって分類しているという特徴がある．

❷ 現象の意味を原理とのつながりにおいて追究しようとする―ロジャーズ

　ロジャーズは，先史時代から現代に至る人類の知的な探究活動が，人間存在に関わる多岐にわ

たる現象の法則性を次々と明らかにしてきた歴史をふまえ，人類の健康と福祉についての本質的な理論体系の確立を目指して，看護を理論化している．ロジャーズによれば，看護の目的は「できるだけ最高の健康を達成できるよう人々を援助すること」[11]であり，看護の対象である人間とその環境は「それ自体電気的な性質を持ったエネルギーの場で，人間の場は一つの統一体として，環境の全体と相互作用をもつ」[12]．そして，看護者は「人間と環境の間の交響曲のような相互作用を促進したり，人間の場の干渉性・完全性を強化したり，さらには，健康の可能性を最大限に実現するため人間の場と環境の場のパターン形成の方向を決めたり，その方向を変えたりしようと努力する」[13]ことで看護の目的を達するとされている．

これは，自然の法則性を根拠として，現象の意味を原理とのつながりにおいて追究しようとするナイチンゲールのアプローチ方法と非常によく似ている．しかし，ロジャーズはナイチンゲールよりさらに高い普遍性を追究している点が異なっている．

❸ 既存の知識を統合して看護の実践論理を導き出す—ロイ

ロイは，看護科学を一つの統一された主題のもとに概説する，という観点から看護の理論化にとり組み，「適応」と「システム」の枠組みを用い，健康と疾病に対処する人間に関する既存の知識を統合した．そして，適応問題の査定，影響刺激のコントロールという方法で「健康と疾病の状況で各適応様式における人間の適応を促進させる」[14]実践が，看護であると説明した．

既存の知識を統合して看護を説明しようとするロイの理論形成の過程は，現象を生活者の立場からありのままに見つめるナイチンゲールのアプローチと異なっている．しかし，看護の目的を達成するための実践論理を探究しているという点では，ナイチンゲールのアプローチ方法と共通している．

③ 看護理論発展の歴史と今後の発展の方向性

(1) 看護理論発展の歴史

看護を理論化するにあたって，ロジャーズのように抽象度の高い普遍的な原理を追究するアプローチ方法は，複雑で多様な看護現象を一貫して説明するために有効である．一方，ロイのように，既存の知識を統合して概念体系を組み立てるアプローチ方法は，看護現象の複雑性を秩序付けるために有効であるといえる．また，ベナーのように，現象をありのままに見つめようとするアプローチ方法は，多様な因子が複雑に絡み合う看護現象のつながりをとらえる上で有効である．看護現象に対するこれらのアプローチ方法の相異を模式的に示すと，図2のようになる．

円錐の底面は，各理論家が理論化の対象とした看護現象を表している．円錐の高さは理論の抽象度を，円錐の頂点は理論化の視点を表している．また，円錐の頂点の中心からのズレは，理論化の視点に他の学問分野の視点が含まれていることを示している．

ロジャーズのアプローチ方法は図中のA，ロイのアプローチ方法は図中のBにあたる．ベナーは，一般論を持たずに理論化に取り組んでいるため，円錐ではなく，図中のCのような円錐台として表している．

ナイチンゲール以降の看護理論を年代順に概観してみると，Aのように普遍的な原理を求め

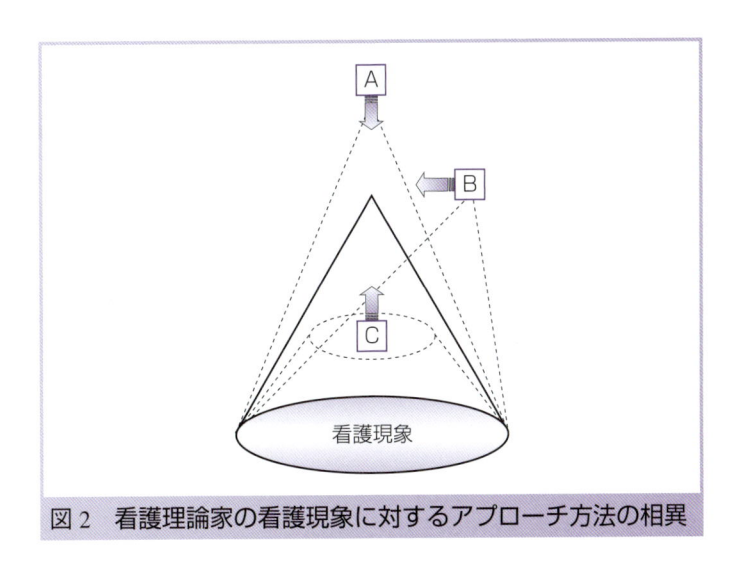

図2 看護理論家の看護現象に対するアプローチ方法の相異

たり，Bのように現象を秩序づけるために既存の知識を統合したり，Cのように現象をありのままに見つめようとするなど，各看護理論家の理論化へのアプローチ方法は，A〜Cのタイプにほぼ分類することが可能である．そして，A，B，Cとアプローチの方法は異なっていても，看護現象の複雑性・多様性と向き合いながら理論化に取り組んでいるという点は，どの理論家にも共通している．つまり，看護理論発展の歴史は，看護現象の複雑性・多様性に対する看護理論家たちの挑戦の歴史であるといえる．これは，"なぜ看護理論はいくつもあるのか"という冒頭の問題提起に対する答えの一つになり得るように思う．

(2) 今後の発展の方向性

　現代は，ナイチンゲールの生きた時代と比較して，看護現象の複雑性・多様性が格段に増し，また，環境や人間に関する知識も爆発的に増加している．ロジャーズのように，人間の知的探究の普遍性をふまえれば，他の学問分野の視点に引きずられることなく，それらを包含する原理をもって，看護現象の複雑性・多様性と向き合うことが可能になる．また，ベナーのように看護現象をありのままに見つめれば，実践のもつ豊かな内容を看護理論の中に組み込むことが可能になる．また，ロイのようなレベルで看護現象を説明することができれば，看護理論は，多くの看護実践家の看護実践を導くものとなるであろう．

　看護理論家それぞれの看護理論発展の歴史への貢献をふまえれば，今後は，図2に矢印で示したような方向で，看護理論をさらに発展させていくことができるであろう．すなわち，Aのようなタイプの看護理論は，看護の目的を達成するためより実践に近いレベルでの論理を探究する方向での発展が可能であるし，Bのようなタイプの看護理論は，現象をありのままに見つめることで，実践のもつ豊かな内容を反映した論理を探究する方向での発展が可能となるであろう．また，Cのようなタイプの看護理論は，実践のもつ豊かな内容をより一般化する方向での発展が可能となるであろう．

　多様な因子が複雑に絡み合う看護現象を記述し，説明し，予測し，コントロールしようとする

看護の理論化への挑戦は，今日もなお進行中である．現代に生きる私たちは，先達の遺産であるこれらの看護理論を活用しつつ発展させ続けていく責務を負っているのである．

■ **文献**

1) Nightingale, F.：Notes on Nursing；What it is, and what it is not. New edition, revised and enlarged, Harrison, London, 1860, 薄井坦子・他, 看護覚え書, 改訳第7版, 現代社, 2011.
2) 前掲書1), p13.
3) 前掲書1), p14.
4) 前掲書1), p15.
5) 前掲書1), p1.
6) 前掲書1), p62.
7) 和住淑子, 戸田肇：病気は回復過程であるとの一般論に至るナイチンゲールの思考過程―『看護覚え書』第2章の分析より. ナイチンゲール研究, 第3号, pp17〜22, 1995.
8) Woodham-Smith, C.：Florence Nightingale 1820-1910, Constable, London, 1950, 武山満智子・小南吉彦, フロレンス・ナイチンゲールの生涯 上巻・下巻, 現代社, 1981.
9) Benner, P.：From Novice to Expert：Excellence and power in clinical nursing practice. Commemorative edition, 1st Edition, Prentice Hall, New Jersey, 2001, 井部俊子・他, ベナー看護論 新訳版―初心者から達人へ―, 第1版, 医学書院, 2005.
10) 前掲書9), p187.
11) Rogers, M. E.：An Introduction to the Theoretical Basis of Nursing. F. A. Davis, Philadelphia, 1970, 樋口康子・他, ロジャーズ看護論, p106, 医学書院, 1979.
12) 前掲書11), p110.
13) 前掲書11), p149.
14) Roy, C.：Introduction to Nursing：An Adaptation Model, 1st Edition, Prentice Hall, New Jersey, 1976, 松木光子・丸橋佐和子, ロイ看護論 適応モデル序説, p20, メヂカルフレンド社, 1981.

第2章 看護実践と理論活用の実際
1）看護実践に理論を活用する

看護実践に理論を活用する

1 看護実践者に求められる責務

　社会の変化,科学・医療の進歩を背景として,看護の対象となる人々の価値観・健康上のニーズは多様化している.多様な人々の看護のニーズに応えるべく,看護実践者には,実践の質向上が常に求められる.

　実践の質向上に向けて,学習や実践を積み重ねることで,能力の維持・開発に努めることは自らの責務である.看護実践者は,常に,最新の知見を活用するとともに,自らも新たな専門的知識・技術の開発に励み,またよりよい看護実践に貢献する専門的知識・技術の普及に努力する必要がある.また,より質の高い看護および医療の提供を目指すためには,他の看護実践者や保健医療福祉関係者と協力関係を築き,互いの専門性を理解しあいながら,連携協働することが求められる.

　一方,看護は対象者との相互作用を通して展開されるため,実践の質向上のためには,看護実践者自らの心身を整え,実践に意欲や喜びをもてることも重要な課題である.また看護は一回性の実践であり,看護実践者が自覚して説明・記録しないことには,継続されない特徴がある.よりよい実践を継続して実施する上では,一回性の看護実践を目に見える形に変換できることも看護実践者の責務といえる.

2 看護実践に理論を活用するときの落とし穴

　看護実践者が理論を活用するときによく見られる落とし穴がある.

　1つめは,理論の言葉に踊らされたり,当てはめたりすることである.例えば,「セルフケア」という言葉は,一般にもよく使われるが,ある理論家が使う「セルフケア」の言葉の意味を理解せず,日頃自分が使っている使い方のままの「セルフケア」で事例を分析しても,何も新しいことは見出せない.また,自分の事例について,理論の言葉をあてはめて都合よく説明する場合も多くみられる.本来の理論が意味する内容を反映しないまま,言葉だけが表面上使われているだけでは,理論の活用にはならない.理論を活用するときには,理論が本来意味する内容を理解した上で活用することが重要である.

2つめは，理論を万能のように捉えることである．理論を適用すると疑問が全て解決するような期待を持っている場合には，期待はずれにがっかりすることがある．「ある理論で説明すると，この看護現象はこのように説明ができる」という範囲があることを承知の上で理論の活用をすすめるべきである．

③ 看護実践に看護理論を活用する意義

　筆者らが担当する大学院の看護理論の授業では，大学院生が各自の実践における事例を用いて，看護理論を実践に活用する演習を実施している．大学院生は，自分が解決したい事柄が検討できると思われた看護理論を選び，その看護理論を用いて事例を展開してみるが，実際に理論を活用して展開していくうちに，当初考えていたよりも多くの事柄に気づき，看護理論を実践に活用した場合の意義と効果を学習している．

　ここでは，「看護実践に理論を活用する」ことについて，実際に大学院生が活用し，そこで得た学びの内容をふまえて述べる．

（1）未知なる看護現象へのいざない

　大学院生は，"同一の看護現象への多様な見方，未経験・説明できない現象への説明を可能にする"ことを看護理論活用の意義の1つとしてあげていた．例えば，「病気や治療で辛い状況にあるのに治療を継続していく患者の力は何か」，「穏やかな終末を迎えることができた事例で看護として何が行われていたのか」の問いへの説明が得られたことである．

　ある学生は，以前に理論を適用して展開した実践事例を別の理論で展開したところ，新たな発見をグループメンバーと共有した．大学院生は，複数の理論適用を経験し，「同じ事例を異なる理論を用いて分析すると新たな異なる視点から現象を捉えられる」ことを学んでいた．

　また，"自分の看護の前提を超えて，異なる価値観を理解し，説明できるための根拠がもてる"があげられていた．大学院生は，「何か変わったことをしている」とみられていた対象者の行動の理由や価値を他者に説明できるようになったり，自分とは異なる見方や価値観を知ることができていた．

　看護理論には看護現象を捉える視点やその前提となる理念や概念が含まれている．そのため理論の活用は，このような経験のない，説明できない，自分の前提を超える未知なる看護現象にアプローチするための新たな枠組みが示されることになり，**未知なる看護現象へのいざない**の役割を果たしていた．

　「**未知なる看護現象へのいざない**」は，後述する「**実践への貢献**」を導くだけでなく，看護師間あるいは他分野との「**共通理解の促進**」を導き，また「**理論と実践の往還**」を相互作用的に発展させる可能性がある．「**未知なる看護現象へのいざない**」は，看護理論の活用の意義のコアとなる働きをもつと考えられる（図）．

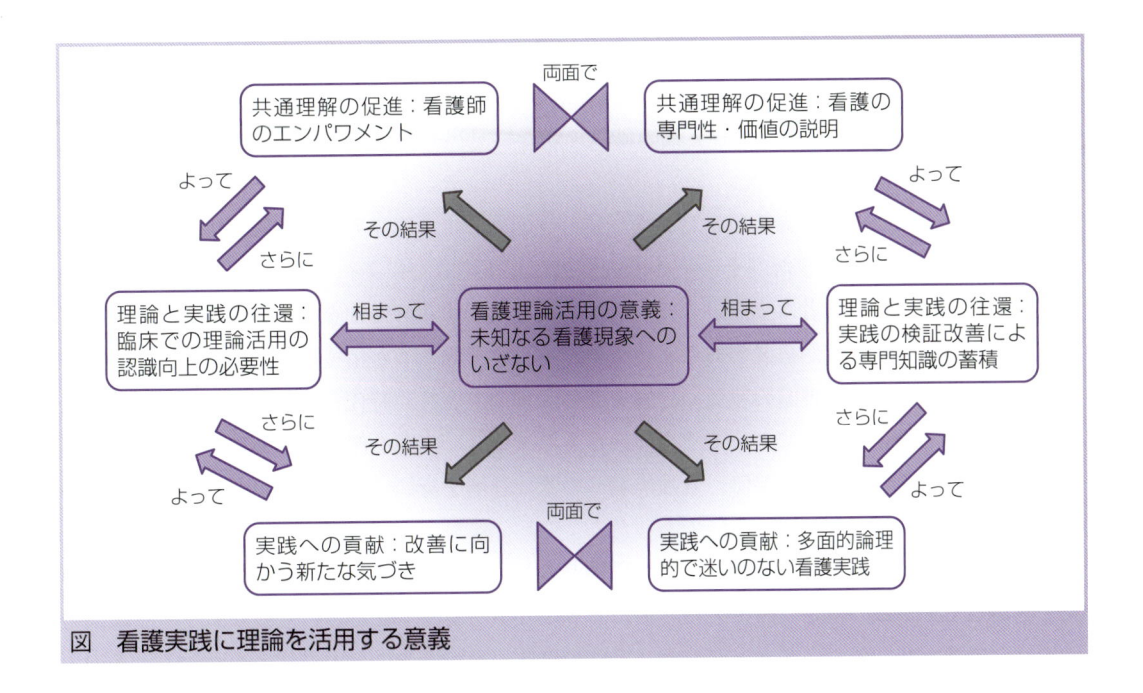

図　看護実践に理論を活用する意義

(2) 実践への貢献

　大学院生の学びから，理論の活用が2つの実践への貢献をもたらすことが浮かび上がった．

　1つは，「**改善に向かう新たな気づき**」である．大学院生は，理論を適用することによって，"理論にそって看護過程をじっくりと振り返り，考え，気づかなかった問題や理由を焦点化できたり，新たな患者像・看護の方向性を明確にできる"と学び，看護理論を学習し，使い続けることによって，"視野が狭くなっている時，多面的でホリスティックな患者把握・アセスメントの必要性に気づき，改善していくことができる"，"画一的なケアや対応になりがちな臨床の現状において，看護師自身が頭をリフレッシュし，現状や課題に新たに気づき改善することが必要である"と考えていた．

　2つめは，「**多面的論理的で迷いのない看護実践**」である．大学院生は，理論の活用によって，"対象者との関係性等で感情的になりがちな看護師が，哲学をもち，意図的，分析的にかつ適切であるかを確認しながら，迷いなく一貫した看護実践ができる"と考えていた．また理論の適用によって，"多面的で綿密な対象把握・分析が実施でき，アセスメント，目標設定，評価指標の設定等の看護過程を論理的かつスムーズにすすめられる"と考えていた．前者は，実践に安定感をもたらし，後者は論理的で円滑な看護実践の遂行をもたらすことを示している．

(3) 理論と実践の往還

　大学院生は，理論活用の意義や今後の課題について，理論と実践との関係性から考えていた．その1つは，「**臨床での理論活用の認識向上の必要性**」であり，もう1つは，「**実践の検証改善による専門知識の蓄積**」である．

　演習前は，多くの大学院生にとって看護理論は難しく，身近なものではなかった．理論を用い

なくても看護はできると思っていた学生もいた．演習の中で，苦労しながらも理論の理解を深め活用することにより，「自分の看護実践を客観的に振り返ることができる」「新たな看護の方向性や具体的方法を想起できる」「看護実践の価値を新たに見出せる」など，理論が役立つものであると捉えるようになっていった．

　そのような経験から，理論活用の意義や今後の課題として「**臨床での理論活用の認識向上の必要性**」が浮かび上がってきた．その具体的内容は，以下の3つに集約された．"臨床で看護理論の必要性を認識している者は少ないので，看護理論を活用する有効性を多くの看護職に理解してもらうための研修や教育が必要であるとともに，有効性を知る者が積極的に活用し，周囲に示すことが課題である"，"各理論の特徴の理解を深め，理論の意味，時代背景，文化の差異を理解して適切な理論を用いることによって活用の内容も深まる"，"実践を深めるためには，理論と実践を相互補完して使うことが必要で，看護理論への深い理解を身につけた上で自身の看護実践との関係性をとらえ，理論を適用する"であった．

　一方，「**実践の検証改善による専門知識の蓄積**」の具体的内容は，以下の2つに集約された．"理論を活用して，実践の検証と改善を積み重ね，専門知識を蓄積することに意義がある"，"理論の活用は，看護実践で新しい考え方ができ，実践に意味づけできることで自信につながる．そのことがさらに理論の活用を促進し，実践を改善変化するよう働く"．後者の内容は，理論の活用が，新しい発想，実践の意味づけ，自信の付与をもたらし，それを介してさらに活用が促進されることを示している．

(4) 共通理解の促進

　大学院生の学びからは，理論の活用が，2つの共通理解の促進をもたらすことが浮かび上がった．

　「**看護師のエンパワメント**」は，看護理論が看護師間の共通理解を促進し，結果，看護師のエンパワメントにつながることを示している．例えば，多様な看護の領域の学生によるグループワークでは，事例を全く知らないメンバー間でもディスカッションがしやすく，それは看護理論を共有しているからだと考察していた．そして，チームナーシングにおいてコンセンサスは大事であり，看護理論はコンセンサスの柱となり得ると考えていた．すなわち，看護理論の活用は，"看護現象に関して共通理解の基盤を提供するため，看護職の意見交換やチーム内のコンセンサスを得るために活用でき，基準作成等活用がすすめられる"であった．また，演習後，複数の大学院生は「とてもエンパワメントされた」と語っていたが，それは"理論は，看護の現象を客観的な根拠をもって理解でき，他者に説明できる拠り所であり，他者との共有を可能にすることを通して，看護師に効力感，意欲，喜び，楽しさをもたらす"からであった．

　もう1つは，「**看護の専門性・価値の説明**」であった．病院での実践事例を分析したあるグループでは，看護理論を活用した後，病院では医学が中心となりがちで医学モデルで対象者を見ていたこと，看護理論を活用することによって全人的なケアを目指す看護の専門性や重要性を再認識できたことを述べていた．また，理論の活用により，今まで当たり前のように何気なく行ってきたケアに看護としての価値が見つけられ，他の職種に看護の役割をアピールできることもあげ

られていた．すなわち，「**看護の専門性・価値の説明**」は，医学中心ではない看護の専門性から患者理解を可能にし，医療チーム内で看護の価値を伝え，役割アピールを可能にすることであった．

　以上，自らの看護実践事例を看護理論を活用して再検討する演習を通して，大学院生に自覚された理論活用の意義を述べた．的確に看護理論を事例に適用していくには，適用しようとする看護理論の理解を深めることが必要なことは言うまでもない．ただ，自らの事例をある理論を活用して再検討していくことを通して，その理論の理解がさらに深まることも事実である．図に示したように，看護理論の活用は，未知なる看護現象へといざない，理論と実践を往還することによって，看護師自身もエンパワーされ，実践の向上に貢献する．まずは，看護理論がいざなう未知なる看護現象に興味を抱くことから始まるだろう．

第2章 看護実践と理論活用の実際

1) 看護実践に理論を活用する

1. ナイチンゲール：生命力へのはたらきかけ

① ナイチンゲール理論の特徴

(1) 病気についての見方―病気は回復過程である

　ナイチンゲール（Florence Nightingale）は『看護覚え書』[1]を,「まずはじめに,病気とは何かについての見方をはっきりさせよう」[2]という書き出しで始め,「―すべての病気は,その経過のどの時期をとっても,程度の差こそあれ,その性質は回復過程〔reparative process〕であって,必ずしも苦痛をともなうものではない.つまり,病気とは,毒されたり〔poisoning〕衰えたり〔decay〕する過程を癒そうとする自然の努力の現われであり,それは何週間も何カ月も,ときには何年も以前から気づかれずに始まっていて,このように進んできた以前からの過程の,そのときどきの結果として現れたのが病気という現象なのである―.これを病気についての一般論としよう」[3]と述べている.

　これは,当時の人々の病気についての見方の常識を覆すものであった.しかし,ナイチンゲールは,「今われわれは,病気というものを,……存在していて《当然な》個別の存在と見なしているが,これは長い間続けてきた誤りではないだろうか.……病気とは,私たちが自ら招いてしまったある状態に対する,自然の思いやりのこもったはたらきであると考えられないであろうか」[4]「病気というものを,このような光の当て方で見ていくことのほうが,はるかに納得がいき,はるかに真実であり,そして,より実際的であるとは言えないであろうか」[5]と述べ,病気に対するこのような見方の転換を「他人の健康について直接責任を負っている女性たち」[6]に促したのである.

　病気を"毒されたり〔poisoning〕衰えたり〔decay〕する過程を癒そうとする自然の努力の現われ"としてとらえることによって,いったい何が変わるのであろうか.

　ナイチンゲールは,以下のように述べている.

　「病気につきもので避けられないと一般に考えられている症状や苦痛などが,実はその病気の症状などではけっしてなくて,まったく別のことからくる症状―すなわち,新鮮な空気とか陽光,暖かさ,静かさ,清潔さ,食事の正しさと食事の世話などのうちのどれか,または全部が欠けていることから生じる症状であることが非常に多い」[7]

　つまり,病気に対する見方をこのように転換することによって,"癒そうとする自然の努力"

を妨げている生活の諸条件が見えてくるのである．

(2) 看護の評価規準─患者の生命力の消耗を最小にするように整える

"癒そうとする自然の努力"を妨げている生活の諸条件が見えてくることによって，それを調整する看護固有のはたらきが明確になる．以下は，"看護とは"を定義したナイチンゲールの文章である．

「私はほかに良い言葉がないので看護という言葉を使う．看護とはこれまで，せいぜい薬を服ませたり湿布剤を貼ったりすること，その程度の意味に限られてきている．しかし，看護とは，新鮮な空気，陽光，暖かさ，清潔さ，静かさなどを適切に整え，これらを活かして用いること，また食事内容を適切に選択し適切に与えること─こういったことのすべてを，患者の生命力の消耗を最小にするように整えること，を意味すべきである」[8]

ナイチンゲールは，当時"薬を服ませたり湿布剤を貼ったりすること"程度の仕事と見做されていた看護を，患者の生命力の消耗を最小にするよう生活の諸条件を整える働きとして理論化した．この文章では，"新鮮な空気，陽光，暖かさ，清潔さ，静かさなどを適切に整え，これらを活かして用いること，また食事内容を適切に選択し適切に与えること"という看護者の行為が書き並べられているが，ナイチンゲールは，これらの行為自体が看護であるといっているのではない．これらの行為が，"患者の生命力の消耗を最小にするように整える"ことになっていた場合，それを看護と呼ぶ，といっているのである．

つまり，看護とは，一つ一つの行為を指す言葉ではなく，患者の生命力の状態に対する看護者のはたらきかけを指す言葉であり，看護者の行う行為が看護であるか否かは，患者の生命力の消耗を最小にすることに寄与したか否か，という規準によって評価すべきである，と主張しているのである．

❷ 事例と看護理論を用いた展開

(1) ナイチンゲール理論を適用した看護実践の評価

❶ ある看護学生の実習体験

以上のように，ナイチンゲール理論の特徴は，①病気を回復過程として見つめ，②患者の生命力の変化に照らして看護者の働きかけを評価する，という2点に集約できる．これは，ナイチンゲール理論を実践に適用する際のポイントでもある．

ナイチンゲール理論を実践に適用するとはどうすることなのかを具体的に考えてみるために，ひとつの看護場面を紹介したいと思う．これは，ある看護学生が，初めての臨地実習を終えて，印象に残ったとして記述した看護場面である．

咽頭喉頭食道摘出術後4カ月近く入院している70歳代の男性．起立性低血圧があり，これまでに転倒経験が7回ある．転倒防止のため，歩行時は杖代わりに点滴台を使用するよう看護師から言われている．患者は筆談で「本当は点滴台はいらない．一人で歩ける」と書いた．私は，あまり歩か

ないのは転ぶのが怖いからかと思ったが,起立性低血圧は下肢の筋肉をつけることが有効なので,「歩いて筋力をつけた方が,起立性低血圧は良くなりますよ」と伝えると,「考え方がちがう.今の看護の実際問題は,患者が倒れて頭を打たれては困るということで,足の筋力をつけることではない」と書かれた.私は,看護師が自分に対しどういう視点で看護をしているのかを,患者自身がわかっていらっしゃったことに驚いた.しかし,それ以上に,転ぶのは危険だけれど,それを怖がって歩かなければ,筋力は弱まっていくばかりで,起立性低血圧は良くならないではないかと思った.私はこういう看護はしないぞ,足の筋力をつける看護をしようと思った.午後になって,患者は「散歩をかねて売店まで行く」と筆談された.私はとても嬉しくなった.一人で行って転倒すると危ないし,また散歩をしたいと思ってもらえるようにしたいと思い「ご一緒してもいいですか」と聞くと,OKしたので,そのことに気をつけて,散歩に同行した.

❷ 看護上の問題の明確化

　まず,病気は回復過程である,という見方に基づいて,この場面にどのような看護上の問題が発生しているかを見ていきたい.

　「起立性低血圧」とは,血管の収縮による血圧調整能力が著しく低下した状態で,起立時に,下肢側に血液が貯留してしまうため,めまいや立ちくらみが起こる現象である.これは,下肢の血管収縮力の衰えが一因であるから,安静にしていてはよくならず,積極的に下肢の筋肉を動かし,血管運動神経に刺激を与えて鍛える必要がある.一方,起立性低血圧が起こった時には,転倒による骨折や頭部打撲などの危険を防止しなくてはならない.

　つまり,ナイチンゲールが指摘しているとおり,めまいや立ちくらみは,下肢側に移動した血液を頭部に戻そうとする"自然の努力の現われ"であり,転倒は,起立性低血圧につきもので避けられない症状ではない.転倒を防止しながら,日常生活動作の拡大に合わせて血圧の自動調整能力を維持・強化するための訓練を行うことが,患者の"回復過程"をうまく進めるための必要条件になるが,このケースの場合,下肢の筋肉を動かす機会が極端に少ないことが,その過程を阻害しているといえる.

　一方,病棟看護師は,歩行時は点滴台を使用するよう患者に指示していた.これは,患者が転倒するのを予防するための策であるが,高齢の患者に点滴台をもって歩くのを強いることは,運動の機会の拡大を妨げる,という側面を併せ持つ.つまり,患者は,その健康に直接責任を負う病棟看護チームの危険防止策によって,血圧の自動調整能力を維持・強化する機会を奪われていることになる.

　このような生活条件の下で術後4カ月近くを過ごす間に,患者は7回転倒した.その患者に対し,学生が「歩いて筋力をつけた方が,起立性低血圧は良くなりますよ」と声をかけたところ,患者は「考え方がちがう.今の看護の実際問題は,患者が倒れて頭を打たれては困るということで,足の筋力をつけることではない」と筆談した.このことから,患者は,自身の状態に対する医療者の働きかけの意図や,自身の回復に必要な条件を理解する力を十分に有していることがわかる.しかし,その力を,自身の回復過程を促進するためにうまく使うことができないまま,患者は病棟看護師の指示に従っていた.

　病気は回復過程である,という見方に基づいて,この場面に発生している看護上の問題を整理

図 病気は回復過程である，という見方に基づいた看護上の問題の構造

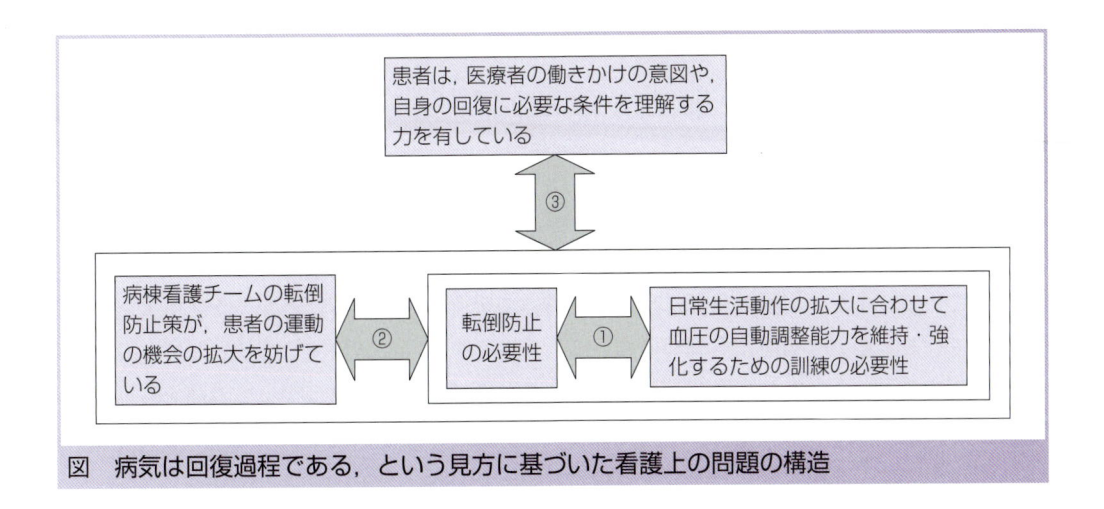

し，その構造を模式的に示すと，図のようになる．図中の①～③に示したように，これらの問題が相互に対立しながら解決されずに存在していることが，患者の生命力を消耗させているといえる．

❸ 看護の評価—患者の生命力を消耗させているものを取り除くことができたか

次に，この患者の生命力を消耗させているものを取り除くことができたかどうか，という観点から，学生のかかわりを評価してみよう．

患者は，午後になって「散歩をかねて売店まで行く」と学生に筆談で伝え，そのような発案を嬉しく思った学生の同行のもと，売店への散歩が実現した．つまり，患者は，転倒による危険を回避しながら，自ら主体的に下肢の筋肉を動かし，血管運動神経に刺激を与えて鍛える機会を得たことになる．これは，患者の生命力を消耗させている問題のうち，①と③が解決したことを意味する．ナイチンゲールの看護の評価規準によれば，この点において，この場面における学生のかかわりは，看護になっているといえる．

一方，この患者の24時間の生活に責任を負う病棟看護チームの方針が，患者の運動の機会の拡大を妨げている，という②の問題は，解決されていない．つまり，患者が24時間を過ごす環境が，この患者の回復過程を促進するように整えられているか，という観点から評価してみると，未だ不十分な状態である，ということになる．

❹ 学生自身による看護場面の評価

以下は，この実習を終えた段階での学生自身の評価である．

> 看護師たちの間でも転倒が話題となり，それがこの患者の退院に向けての課題の一つとなっていた．検査に行くときも車いすを使用することが多く，入院生活の中で患者が歩く機会はとても少なかった．看護師たちの転倒の対策は，転んで頭を打たないようにすることだったが，起立性低血圧は下肢の筋力が低下したために起こるものなので，転んでは困る→歩かせない→筋力が低下という悪循環になっていた．患者もそれを分かっていた．学生は，転倒させないようにするならば，下肢の筋力をつける必要があることを見出し，それを患者に伝えたところ，患者はそれに同意し，自らこの悪循環を断ち切る方向で行動を始めた．このことから，「歩かないことで転倒を予防するのでは

> なく，筋力をつけ起立性低血圧の改善をすることで転倒を予防する」という看護の目標にそって看護を行うことができた．

　「起立性低血圧は下肢の筋力が低下したために起こるものなので，転んでは困る→歩かせない→筋力が低下という悪循環になっていた」というように，学生は，この患者の回復過程がうまく進むためには，下肢の筋力増強と転倒の防止という，異なる条件を同時に満たす必要があることを見抜いている．また，高齢の患者に点滴台を持って歩くのを強いることが，かえって患者の運動を妨げている，という側面にも気づいている．それらを同時に解決する方法として，意図的に散歩に同行するというかかわりを選択しており，それを「看護の目標にそって看護を行うことができた」と位置づけていることから，この学生は，患者の事実を根拠として看護上の問題を明確にし，看護を実施・評価することができているといえる．

　しかし，病棟看護チームの方針が，患者の運動の機会の拡大を妨げている，という問題については，「私はこういう看護はしないぞ」と書かれているのみで，患者の生命力を消耗させているものを取り除くことができたか，という観点からは，何ら評価がなされていない．つまり，この患者の24時間の生活に責任を負う立場からの評価という点では，不十分な状態のまま実習を終えている，といえる．

　病棟看護チームの方針までを視野に入れて看護を行うことは，学生実習においては難しいことかもしれない．しかし，病棟看護チームの方針が患者の運動の機会の拡大を妨げている，という問題が，患者の生命力を消耗させていることに気づくことができれば，どのような情報を病棟看護チームに伝えればよいかについて，学生なりに判断することもできたはずである．

　つまり，行われた看護の不足に気づき，よりよい看護の方向性を導き出せるようになることが，理論を実践に適用する意義なのである．

(2) 理論の意識的な適用がもたらす看護実践能力の発展
❶ もうひとつの実習体験
　前述の看護場面は，学生自身も「看護になっていた」という実感のあった場面であった．しかし，この学生は，「うまく看護できなかった」と感じている場面も体験している．次に，その場面を紹介したい．

> 　咽頭喉頭食道摘出術，永久気管孔造設術を受けた70歳代の男性．入院時よりCOPDと診断されていた．私が患者と話している時，患者は気管孔を保護するエプロンガーゼをはずし，気管孔に向かってうちわで扇いでいた．私が「暑いですか」と聞くと，「酸素を肺に入れたい」と筆談された．COPDがあり息苦しいのだろうと思ったが，気管孔が開いており，ただでさえ気道に異物が入りやすいのに，扇いだら痰が増加したり炎症の危険性が上がるので良くないと思い，そのことを伝えると，しぶしぶエプロンガーゼをつけた．その後扇ぐことは減ったが，ガーゼをはずしていることは度々あったので，その度に「エプロンガーゼをつけましょう」と促した．

　学生としては，あまりうるさいことは言いたくない，と思いながらも，患者の身体のことを考

えると，エプロンガーゼをつけるように言わざるを得なかったが，前述の散歩の場面のように，患者と心を合わせて回復過程を促進できた，という手応えのないまま，実習を終えていた場面である．

❷ **理論を意識的に適用して実習体験を評価する**

前述の場面では，病気は回復過程である，という見方に基づいて，患者の病気を見つめ，その回復過程を妨げるものを発見し，自ら看護を実施・評価することができていた学生であるから，理論を意識的に適用してこの場面を評価してみれば，自力でこの不全感を解消できるのではないかと思われた．

そこで，この学生には，前述の場面を評価したときと同じ見方を使って，この問題を考えてみるように伝えた．その結果，学生は，以下のようにこの場面を自ら評価した．

> 学生は，患者が「酸素を肺に入れたい」と言ったことから，患者がCOPDもあり息苦しいのだろうと思った．しかし，その息苦しさに対する対処を考えることなく，エプロンガーゼの必要性を伝えたため，患者の理解を得ることができなかった．COPDは，慢性気管支炎と肺気腫の重なったタイプが多く，慢性気管支炎は，気管支の炎症により粘液の分泌が増え，気管が狭くなり，咳や痰が増えること，肺気腫は空気を押し出す力が弱くなってしまうことを伝え，前者ではエプロンガーゼをつけることで異物の侵入を防ぎ炎症を減少させる，後者は腹式呼吸により呼気の力を高めるという対策を伝え，息苦しさの改善に努めることが必要な場面であった．

気管支の炎症や，咳や痰などは，体内に進入した異物を排除しようとする"自然の努力の現われ"であり，息苦しさは，その結果生じる症状である．つまり，息苦しいという症状は，気管支の炎症を持続させている生活条件や，換気量の不足などによって誘発されるものであり，必ずしもCOPDにつきもので避けられない症状であるととらえる必要はない．しかも，前述の場面に見るように，この患者は，自身の回復に必要な条件を理解する力を有しているのであるから，その力を最大限に発揮してもらうことができるよう，息苦しさを改善する方策を根拠とともに伝えることが有効であると考えられる．

実際に学生が行った評価を見てみると，学生は，学習した専門知識を活用しながら，患者の息苦しさに寄り添いつつ回復過程を促進するための生活条件を導き出し，患者とともにそれを実現する方向性を考えることができている．つまり，看護に不全感を残した場面においても，理論を意識的に適用して評価してみることにより，実施した看護の不足に気づき，よりよい看護の方向性を導き出すことが可能となるといえる．

❸ **理論の意識的な適用がもたらす看護実践能力の発展**

看護実践能力は，一様に発展するものではない．今回紹介した2つの看護場面に見るように，同じ看護学生が同じ患者に対して行った行為であっても，状況によって，看護になっていたり，なっていなかったりするのである．

しかし，理論を意識的に適用し，自身の行った看護を評価するよう促されることにより，学生は，どのような状況においても，"癒そうとする自然の努力"は共通してはたらいていることを発見することができていた．そして，その発現を妨げている生活の諸条件を見出し調整すること

が，看護の目的であることを自覚できるようになっていた．

　このことは，数少ない体験しか有しない初学者であっても，理論を意識的に適用してその統合を促すことにより，看護実践能力を組織的に強化していくことが可能であることを示唆している．つまり，看護理論を意識的に実践に適用することは，個々の場面において，よりよい看護の方向性を導き出すことにとどまらず，個々の看護者の看護実践能力の発展にも寄与する可能性をもっているのである．

　ナイチンゲールは，「何かに対して《使命》を感じるとは……何が《正しく》何が《最善》であるかという，あなた自身がもっている高い理念を達成させるために自分の仕事をすることであり，もしその仕事をしないでいたら『指摘される』からするというのではない」[9]と述べている．看護理論を実践に活用することは，私たち看護者に，"何が《正しく》何が《最善》であるか"を教え，看護実践固有の価値を再確認させてくれるのである．

■ 文献
1) Nightingale, F.：Notes on Nursing；What it is, and what it is not. New edition, revised and enlarged, Harrison, London, 1860, 薄井坦子・他，看護覚え書，改訳第7版，現代社，2011.
2) 前掲書1），p13.
3) 前掲書1），p13.
4) 前掲書1），p61.
5) 前掲書1），p62.
6) 前掲書1），p1.
7) 前掲書1），p14.
8) 前掲書1），pp14〜15.
9) 前掲書1），p230.

第2章 看護実践と理論活用の実際
1）看護実践に理論を活用する

2. ロイ：適応を促す介入の方向性を探る

1 ロイ理論の特徴

(1) 理論の基盤

　シスター・カリスタ・ロイ（Sister Callista Roy）は，1939年にロサンゼルスで生まれ，1960年代に看護で文学士を取得後，カリフォルニア大学ロサンゼルス校から看護の科学修士を取得している．その後社会学を学び，1973年に文学修士を，1977年に哲学博士（Ph.D.）をUCLAから受けており，聖ヨセフ・カロンデロのシスターである．行動システムモデルを開発したドロシー・E・ジョンソンは，ロイが修士課程在学中，同大学の教員であり，ロイはジョンソンの影響を受けている．ロイは小児科の看護師として働いた経験から，子どものすばらしい回復力（resiliency）と心身の変化に応じる適応力に気づいていた．修士課程の時，適応（adaptation）が看護の概念枠組みとして適当であると考え始めた．

　ロイは，人間を1つの適応システムとみなしており，それが理論の基盤となっている．最初は精神物理学者のハリー・ヘルソン（1964）の適応理論と一般システム理論の影響を受け，後には適応の定義に創造された宇宙の統一性という考え方も含むようになった．人間適応システムは複雑な多様な環境刺激に応答し，人間は環境刺激に適応する能力をもっているので，環境内で変化を創りだす力をもっている．一方，ロイ適応モデルは，ヒューマニズムとヴァリティヴィティ（人間存在の有意味性）の原理に関連した哲学に影響を受けている．ヒューマニズムは，人間とその経験が知識や価値判断に欠かせないものであり，それは創造的力を共有していると仮定している．その後，ロイの哲学的仮説は，他者や世界，そして神と人との相互関係に焦点が当てられるに至っている．

(2) ロイ理論の概要（図）

　ロイは人間を適応システムと定義している．適応という概念がロイ看護モデルのキイ概念である．適応とは「個人としてまた集団としてものを考え，感じている人間が，人間と環境との統合を作り出すために自覚的な意識と選択を使うプロセスとその成果」と定義されている．適応の方向に向かうということは，「個人および集団の生存，成長，生殖，成熟，および人間と環境の変容」とされている．つまり人間は環境に適応するシステムであり，刺激に対して適応を目指して人間

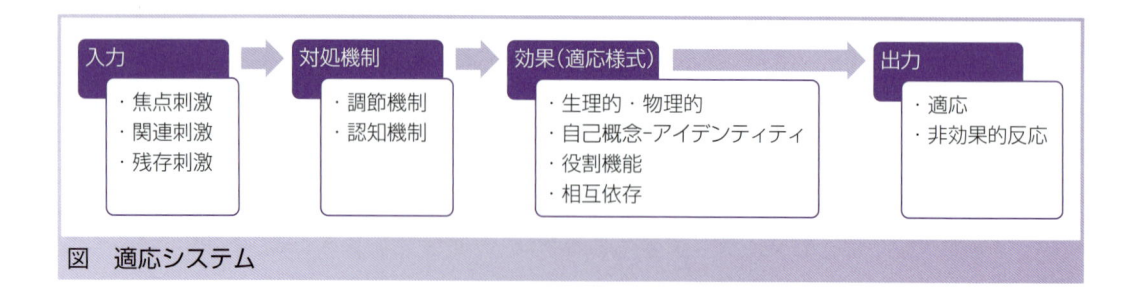

```
入力 → 対処機制 → 効果（適応様式） → 出力
・焦点刺激    ・調節機制    ・生理的・物理的        ・適応
・関連刺激    ・認知機制    ・自己概念-アイデンティティ  ・非効果的反応
・残存刺激              ・役割機能
                    ・相互依存
```

図　適応システム

と環境を自覚的に変容させる存在であるということである．

　この考え方に，ロイの人間存在に対する絶対的な信頼があらわされている．ロイの理論では，人間はある目的のため統合体（unity）として機能する，部分をもつ全体であるとされる．そして統合をくずされた状態を，適応しようとしているが，その対処が適応の方向に向かっていない非効果的な反応であるとしており，ロイ理論からみた人間の行動（反応）の理解において重要なポイントである．

　また，人間は環境に適応するシステムであるということは，人間は環境に適応しつづける過程が必ず存在しているということであり，その適応に向かう対処過程を，認知機制と調節機制で説明している．

　調節機制は神経学的・化学的なプロセスを通して自動的に刺激に反応するメカニズムであり，認知機制とは知覚，情報処理，学習，判断，情動などを通して刺激に反応するメカニズムのことである．このような対処機制が働くことによって効果（適応様式）が表れる．

　この効果は4つの様式に分類される．人間の言動を刺激に対しての対処機制の効果ととらえることで，その人の適応状況（出力）のアセスメントが可能となるという考え方である．

　ロイは，看護の目的を「人間の4つの適応様式に介入して適応反応を増し，非効果的反応を減らすことと定義している．また方法論として看護過程を取り入れており，その活用のしやすさから教育，研究，臨床で幅広く普及している．

　ロイの看護モデルは，アセスメント，診断，介入，評価を行っていくように作られているモデルである．人間の行動をその人が表現している適応状態ととらえ，その行動が適応的であるか，適応にとって非効果的であるかをまずアセスメントする．

　この行動は観察可能な4つの様式に分類されている．①生理的・物理的様式，②自己概念-集団アイデンティティ様式，③役割機能様式，④相互依存様式の4つの様式で人間の行動を観察しその行動が適応に向かっているかどうかを全体的にアセスメントする．

　次いで，非効果的反応が見出されたら，2段階のアセスメントを行う．適応状態をもたらしている刺激を，焦点刺激，関連刺激，残存刺激として見分けて特定していく段階である．

　看護診断は，看護によって介入可能で，人間の適応状態を促進するための刺激を特定することであり，この段階ではNANDAの看護診断ラベルを適用することが可能である．看護介入は刺激のコントロールとして表現される．また評価の視点はその人の行動が適応に向かったか，すなわち，「個人および集団の生存，成長，生殖，成熟，および人間と環境の変容」がみられたかに

ついて評価することになる．

また，ロイは人間というシステムは1つの全体として機能すると述べており，各々の側面は関連し合い，互いに影響を与え合っている．

❷ 事例と看護理論を用いた展開（1）

(1) 事例紹介

85歳，女性，長女家族と同居．軽度認知症（改訂長谷川式簡易知能評価スケール（HDS-R）で17点）があるが，自宅でデイサービスと特別養護老人ホームのショートステイを活用しながら生活していた．記憶障害や認知機能の障害はあるが，家族や介護スタッフとのコミュニケーションはとれており，声かけや少しの介助で日常生活動作も自立していた．

3カ月に一度程度利用するショートステイの際にも，混乱することなく，過ごすことができていた．便秘があり，患者も便が出ないと気にして，「お薬を飲んですっきりしましょう」と長女に言い，長女が水に溶かすタイプの下剤を服用させて，コントロールしていた．これはショートステイの際にも引き継がれ，排便と排尿は問題なくおむつもしていなかった．

5月12日 ショートステイを利用中，午前5時，トイレに行こうとして転倒し，歩行が困難となった．

5月12日9：00

総合病院に搬送．レントゲン検査の結果，左大腿骨頸部外側骨折と診断され，5月13日に手術が予定された．患者は動かすと「足が痛い」というが，落ち着いており，看護師との会話も成立していた．長女が付き添い，手術に向けた検査を行ってその晩は何事もなく過ごした．

5月13日14：55，手術終了し帰室

病室に帰ってきた患者は，麻酔から覚醒し，声かけにうなずくなどの反応もあり，痛みの訴えはなかった．留置バルンカテーテル挿入，左手に末梢持続点滴のルートが挿入されていた．

5月13日17：45

夜勤の看護師（2年目）が病室を訪ねると，右手の人差し指と親指に点滴のチューブを巻きつけ，「この線から，なにかが入ってくるから何とかしないと」といって看護師に，「その引き出しを開けたら，お薬が入っているから取ってちょうだい」と自分でも起き上がろうとする行動がみられた．

看護師が「お薬はこちらから持ってきます．引き出しにははいっていませんよ」というと，患者は「いえ，いつもの薬があるはず．それがないといけません」と少し強い口調で返事をした．看護師は「点滴を自分で抜去するかもしれないし，こちらの説明が理解されていないようだ」と判断し，「夜勤で点滴が抜けてしまうとやっかいだ」と考え，医師およびもう一人の看護師と相談し，ミトンを装着することにした．身体抑制についての説明を長女に行い，長女も「手術の後なので，認知症もあり，難しい状態になるかもしれません．お任せします」と承諾した．

患者は，ミトンを装着した手を見て，「どうして，家の中にいるのに手袋をするの」と言っていたが，やがてうとうとして入眠した．長女は患者が痛みを訴えることもなく，落ち着いて過ご

しているのを見て，「子どもの食事の用意などもありますから，一度帰ります」と帰宅した．

5月13日20：05

　物音がするので看護師が病室を訪れると，患者は「娘がいなくなってしまった」「助けてくれる人がいないからトイレに行きます」とベッドサイドに立ち上がっている．看護師はバルンカテーテルが挿入されていること，おむつもしていることを伝えた．その時は「そうなの」と返事をしていたが，22時までの間に同様の出来事が3回確認された．

5月13日22：30

　入眠され，その後は5月14日の朝5時まで危険な行動は確認されていない．しかし，覚醒した後は，落ち着かない状態が持続し，「トイレにいく」と「足が痛い」を繰り返して訴えていた．

5月14日9：00

　患者の看護計画の修正に関するカンファレンスを行った．前の晩の状況から，せん妄が出現する危険性が高く，安全が守られない可能性があるため，問題点2を追加した（表1）．

　患者は，午前中，ずっとベッド上で寝ており，昼食も食欲がなく，食べたくないと手を付けていなかった．午後からは，長女がつきそい，機嫌よく話していた．

5月14日18：30

　夕食を長女が介助して少量摂取した．お茶を飲み「おなかが膨れてもう飲めない」といっていた．その後娘が帰宅し，19時30分過ぎに訪室したときには眠っていた．

5月14日22：30

　大声で「トイレに行きます」「足が痛いから，連れて行ってください」と叫んでいたため訪室し，前夜と同じように看護師が説明したが，まったく聞き入れず，ミトンをしていないほうの手でバルンカテーテルを引っ張ったり，ベッド柵をたたいたりと興奮状態である．看護師は看護計画にある通り，抑制衣を着せて，4点柵を設置．しかし，興奮状態は増強し他患者からクレームもあったため，医師と相談し，リスペリドンを処方，内服となった．

5月14日23：45

　リスペリドンの効果はなく，大声で「助けてください」「ここから出してください」「薬をください」と叫び続け，4点柵を乗り越えるような行動もあり，鎮静のため，ミダゾラムを静脈注射し，そのあと入眠した．

　結局次の日は10時過ぎまで覚醒せず，術後の運動練習はできなかった．

■表1　看護計画

《看護目標》
・せん妄などから引き起こされる危険を防止する
　#2 せん妄のため危険行動を起こす可能性がある
　　①ベッドセンサーを設置し，頻回の訪室
　　②バルンカテーテル，末梢ライン，おむつをいじってしまう時は抑制衣（つなぎ）を着用し，ラインの抜去を防止する
　　③昼夜のリズムをつけるため，日中は覚醒を促す家族の面会を多くする　不穏が強い場合には家族に協力してもらう

5月15日10：00
　日勤チームでカンファレンスを開催．患者の状態を再度アセスメントし，看護計画を見直すことになった．落ち着いていれば，看護師や長女と情緒的な交流ができ，コミュニケーションも可能であるが，認知機能の低下があることから，訴えのほかに見落としている情報があるのではないか，新たに立案した看護計画が効果的でなかったのはなぜかを検討することが目的である．そのために，老人看護専門看護師にカンファレンスに入ってもらうことにした．

（2）ロイの理論を用いて患者を振り返りあらたに看護計画を立案

　老人看護専門看護師は，ロイの理論を活用し，病棟看護師とともに患者の全体像を見直すことにした．

❶ 患者の言動は適応反応なのか，非効果的反応なのか

　まず，老人看護専門看護師が話題にしたのは，この患者の数日の言動は「適応」なのか「非効果的反応」なのかということであった．ロイは適応反応を「生存・成長・生殖・円熟という目標に向けて促進する反応」とし，非効果的反応を「適応目標に寄与しない反応」としている．

　この問いかけに，病棟看護師たちは，ここ数日の混乱している患者の言動を，患者の適応という視点ではなく，「危険か安全か」ととらえており，患者の適応状態という視点で見ていなかったことに気づいた．そして，そのため「患者の適応を促進する」目標ではなく，「危険な行動を防止する」目標になり，患者の適応状態を判断していなかったことに気づいた．

　老人看護専門看護師は，現在の患者の状態，つまり出力は「非効果的反応」となっており，看護援助の対象，すなわち刺激をコントロールする必要のある患者であると説明した．そして環境に適応しようとしているがそれが効果的に行われていないため，適応できるように刺激をコントロールすることで，患者がより良い状態になるのではないか，と看護の方向性をアドバイスした．

❷ 患者の適応様式をアセスメントしよう

　次に，患者の適応様式をアセスメントした（表2）．

　生理的・物理的様式をみると，排泄では，便秘があったことが分かった．また手術前の膀胱の機能は健全であり，尿意があったこと，現在も尿意があることが確認できた．栄養および水分と電解質については，手術後の最新の検査データで異常がないが，「おなかが膨れた」といって，水分や食事の摂取が進んでいないことが分かった．そのため，消化管の動きについて確認をしたところ，腸蠕動が弱く，腹部膨満が軽度認められた．また認知症があり，見当識障害や記憶障害があること，手術後のため，体動時の創部痛や臥床時の腰背部痛の可能性があることを把握した．

　自己概念–集団アイデンティティ様式をアセスメントすると，認知症があるため，身体感覚を正確に表現できていない可能性があること，自宅では排泄行動は自立していたが，入院後はそれができなくなっており，「動ける私」というボディイメージや「トイレに行って排泄をする私」という自己一貫性を維持できていない可能性があることが把握された．

　役割機能様式をアセスメントすると，自宅では便秘を自覚して薬を飲もうとする患者役割をとることができていたことが把握された．相互依存様式では，長女といると安心し落ち着いて過ごすことができること，ナースコールは押せないが，看護師に自分の欲求を伝えようと働きかける

■表2 適応様式のアセスメント

適応様式		患者の状態	対処機制
生理的・物理的様式			
	排泄	便秘がちであり，手術前の排便が確認されていない 全身麻酔後であるが，消化管の動き（排ガスなど）が確認されていない 手術前は確実な尿意があり自立していた 手術後も尿意の訴えがある．膀胱機能は保たれている	調節機制
	活動と休息	手術前は規則正しい生活ができていた 手術後は混乱のため昼夜逆転となっている	
	栄養	食欲がなく，手術後は摂取量が確保できていない	
	水分と電解質	おなかが膨れたといって水分摂取量が少ない 点滴で水分補給がされている	
	感覚	手術後であるため創部の疼痛の可能性がある ベッド上で臥床しているため，臥床による腰痛などの可能性がある	
	神経	麻酔覚醒後の意識は清明であったが，認知症があり見当識や記憶の障害がある	
自己概念−集団アイデンティティ様式			
	身体的自己概念	認知症があるため，身体感覚を正確に表現できていない可能性がある 「動ける私」というボディイメージを維持できていない	認知機制
	人格的自己概念	トイレに行って自分で排泄できる私という自己一貫性や自己理想を維持できていない	
役割機能様式			
	1次的役割	85歳　女性	
	2次的役割	家族と共に暮らす，祖母，母	
	3次的役割	デイサービスとショートステイを使いながら地域で健康に暮らす 患者（薬を飲む） 術後患者（安静や運動指示）	
相互依存様式		長女がいると安心して過ごすことができる 看護師に精一杯要求を伝えることができる	

ことができることが把握された．

❸ **刺激を特定しよう**

　以上のアセスメントから，患者の非効果的反応を引き起こしている焦点刺激は，**大腿骨頸部骨折内固定術後の苦痛**であることが整理された．原因別に術後の苦痛の種類をみると，①腹部の膨満感による苦痛，②体動時の創部痛および臥床時の腰背部痛の可能性，③留置バルンカテーテルの違和感と尿意があるのにトイレに行くことができない苦痛，④持続点滴挿入部位の違和感が挙げられた．これらの苦痛が患者にとって過刺激となり，混乱状態と昼夜逆転という活動と休息の

バランスに関する調節機能が機能せず非効果的反応が引き起こされていると考えられた．

関連刺激として，**運動量の低下（不動化）**があることが整理された．運動量の低下をもたらしている要因として，手術直後であること，点滴を維持するために行われている上肢の抑制が考えられた．このことによって，トイレに移動できない，腰背部痛の可能性など焦点刺激が引き起こされていること，活動と休息のバランスの崩れが促進されていることが考えられた．

残存刺激は，**認知症による見当識障害と記憶障害**であり，これらの障害により，現在，身体感覚や欲求を正確に周囲に伝えることが困難になっていること，そのため，焦点刺激となっている苦痛が医療者に伝わりにくくなっていること，一方自宅で生活していた時には，家族との相互依存様式は適応しており，身の回りのことは自立していたことも理解された．

以上のアセスメントが展開され，刺激が特定された．これらの焦点刺激をコントロールすることによって，患者が現在の環境に適応することを促進するような看護目標と看護計画を立案することとなった．

❹ **新たな看護目標**

焦点刺激となっている手術後の苦痛が緩和され，自己概念様式の変化（排泄と移動に援助が必要な私）に適応でき，混乱状態と昼夜逆転という非効果的反応が緩和する．

❺ **新たな看護計画**

以上の話し合いから，看護計画の具体策が修正された．

新たな具体策は，表3 に示した通りである．まず，創部痛や腰背部痛，バルンカテーテルや持続点滴の挿入による違和感，腹部膨満感を低減することで，運動しやすくし，運動量を確保することで身体の活動を促し，身体活動を行うことによって，自己概念様式の変化への適応に必要な，現在の運動感覚があらたな刺激となり，さらに適応が促されるようにした．

また，不動化を緩和するために，要因の一つとなっている上肢の抑制を解除する必要があり，そのためには，抑制をする理由となっている点滴やバルンカテーテルの管理が課題であるため，医師とこれらの必要性を検討し，抜去することとした．

■表3　看護計画具体策

- 手術後の苦痛の原因を低減する
  - 疼痛のアセスメントと緩和
    - 体動時の創部痛を確認したら，積極的に鎮痛薬の使用
    - 腰背部痛を確認したらマッサージや温罨法の実施
  - 腹部膨満感の緩和
    - 消化管蠕動を促す薬剤の服用を検討
    - 基本動作を拡大することによる運動量の確保により消化管の蠕動促進
  - 排尿に関する苦痛の緩和
    - バルンカテーテルの抜去
    - 尿意があるごとにトイレでの排尿を試みる
  - 持続点滴挿入部位の違和感の除去
    - 医師と相談し，経口での水分摂取を進めつつ，抜去
    - 上肢の抑制の解除

バルンカテーテルの抜去については，入院患者としての役割様式（看護師に移動などの介助を依頼するなど医療者を活用する）を，患者が学ぶことができるような人的環境を整えることが必要であることをカンファレンスで確認した．たとえば，トイレに行きたくなったらナースコールを使って看護師を呼ぶということを忘れないようにベッドサイドに説明メモを張っておくといった，記憶障害を補完できるような環境の調整，認知機能の障害に合わせた説明の仕方の工夫などを一貫して提供できるようにする，などである．

　カンファレンスにおける以上の話し合いから，新たな看護計画を立案することができた．カンファレンスに参加した看護師たちは，焦点刺激を見出したことから具体的な援助を多様に検討することができ，援助の実施に迷いがなくなった．また医師との相談事項が明確となり，相談する際に看護師の判断とその根拠を言語化することが容易になったと感じた．

(3)「適応」に着目したロイ看護理論の活用と効果
❶ 患者の言動を適応過程ととらえなおすことによる看護の目的の一貫性の確保
　病棟看護師は，専門看護師のアドバイスにより，認知症高齢者の混乱状態と昼夜逆転の言動を「危険行動」ととらえる視点から，「患者が環境に適応しようとしているが非効果的反応となっている」ととらえる視点に変化させた．また，骨折受傷前の患者の自宅での生活では適応状態であったことから，入院後に非効果的反応を生じており，適応過程を進んでいくことができる力をもつ人として患者をとらえることができた．このことにより，「患者は今も適応という目的をもつ統合体である」ととらえなおすことが可能となり，認知症高齢者の適応を促進するために何をするか，という看護の目的の明確化が行われた．

　病棟看護師の認識は，指示を理解できず危険な行動をとる，という問題志向から，患者は適応過程にあるという未来志向に変化したことで，看護目標が「患者は今後どうなることがより良い適応なのか」「患者にどうなってほしいのか」という患者中心の発想に変化した．そして，看護の目的と目標を病棟看護チームで共有することができた．

❷ 適応様式のアセスメントにより見逃していた情報に気づく
　次に適応様式を体系的にアセスメントしたことにより，それまで病棟看護師が重点を置いていなかった情報の意味がいくつか明らかになった．たとえば，手術後の苦痛について言語的な訴えがなかったため，積極的な緩和対策を実施していなかったが，生理的・物理的適応様式の項目を活用し再度点検することで，苦痛が存在することが理解された．また自己概念-集団アイデンティティ様式，役割機能様式，相互依存様式をアセスメントしたことで患者を全体的に理解し，焦点刺激，関連刺激，残存刺激を特定することができた．

　手術前の情報と手術後の情報を比較検討することで「どうなったらこの患者は適応状態といえるのか」という評価の視点も得られた．

❸ 看護師の困難感の低減と援助の自信
　以上のアセスメントから，病棟看護師は，看護として行うべきことは患者の行動をコントロールするのではなく，刺激をコントロールすることであると気づいた．最初に立案された看護計画＃2は，患者の危険行動をコントロールするために患者の行動を制限するという発想で作られて

いたため，看護師は効果を実感することができなかった．加えて患者の行動の自由を制限する具体策しかなかったため，患者との相互作用も得られず，看護の手ごたえを感じることができていなかった．しかし，ロイの適応過程という概念を活用することで，患者のもつ力に働きかける援助として，できることが多くあると感じられた．混乱状態にある認知症高齢者への看護援助に関する困難感が低減し，提供する看護について自信をもつことができるようになった．

❹ 他職種との連携強化

急性期病院における認知症高齢者への援助では，治療や処置を最短の期間で最大の効果をあげるように調整する必要があり，医師をはじめとする他職種との連携協働が求められる．この患者の場合もバルンカテーテルや持続点滴の継続，消化管の蠕動を促進するための薬剤処方の検討，理学療法の導入など他職種との調整が必要となった．この際，ロイ理論を活用し，患者の言動を適応過程という視点からとらえて看護過程を考案したことにより，看護師は判断とその根拠を他職種に説明することができると感じられた．他職種から指示を受けるのではなく，看護の方向性を明確に打ち出したことで治療に関する調整が可能となった．このことは病棟での専門職間の連携強化につなげられると考えられた．

3 事例と看護理論を用いた展開（2）

以下の事例では，看護師は，6カ月もの間，A氏に寄り添い，話を聴き，A氏自身が対処できるように関わってきたが，排尿障害に苦悩しているA氏への適切な介入方法が見出せず困っていた．A氏に対する介入の方向性を探るために，理論を活用することにした．

(1) 事例紹介

A氏，女性，30歳代．夫，小学5年生の娘，小学1年生の息子との4人暮らし．
同市内に実家の両親，姉家族が住んでいる．
入院前までパート事務職，入院後休職中．
現病歴：不正性器出血があり，精査にて子宮頸がんと診断され手術を勧められたが，なかなか手術に踏み込めなかった．1カ月経過した時点で貧血が高度となり，主治医より強く勧められて入院，手術を決めた．広汎子宮全摘術施行．術後排尿障害があり自己導尿開始となる．術後化学療法4クール施行後，退院となり，外来で化学療法を継続した．最後の化学療法時には検査等の予定もあり，数日間再度入院した．入院中も希望があり可能な限り外泊していた．

❶ これまでの看護の経過

手術後，自己導尿の手技を1週間程度で覚え，Aさんから特に目立った訴えはなかったが，化学療法開始後から表情が暗くなり，訪室のたびに「おしっこが出ないのがつらい．管入れるのが大変で30分とか時間かかるときもある」と訴えるようになった．「夜になると余計考えてしまって眠れない」と夜中テレビをみたり絵を描く姿がみられたが，看護師は本人の好きなようにしてもらい，睡眠薬の服用もすすめた．またAさんが話したい時には時間の許す限り話を聴いた．
その後もAさんは，「おしっこがでない．何で自分がこんな思いをしなくてはいけないんだろ

う．手術前に聞いてはいたけれど，まさか自分に実際に起こるなんて思っていなかった．こんなにつらいなんて．一生このままになったらどうしよう．どこにも行けない」「おしっこが出ないのは主人しか知らない．自分の親にも言ってない．話したら余計心配してしまうから．子どもにはもちろん知られないようにしている．こっそり（導尿の）道具を持ってトイレに入るの．子どもの運動会に行ってもみんなの前では普通にしているから，自分がこんな状態だなんて分からないだろうな．でもだからといって，みんなにこんなこと言えるわけがない」と話し，話すたびに同じ内容が繰り返された．また，「夫に『おしっこがでないくらいでそんなに落ち込むな．せっかく手術して助かったんだから』って言われたけど，それが私にはつらいの．それから夫とはあまりしゃべっていません」と話された．

　看護師は，排尿障害については，6カ月以内に出てくるようになることもあるが，何とも言えないと説明した．またAさんと一緒に対応策を考えたいと伝え，時には夫に援助してもらうとか，家族に話してみるなどをしてみてはどうかと提案してみたが，Aさんはうつむくだけだった．看護師にはAさんが何でも自分で抱えてしまっているように思えた．またAさんは子どもの写真を看護師や同室者に見せてくれる時には笑顔がみられたが，「娘は私の代わりに頑張るって，弟の面倒もよくみてくれるの．でも勉強が忙しくなる時期でしょ．それなのに自分はここにいて，何もしてあげられなくてかわいそう．外泊して学校の行事には参加できたけど，子ども会の係はひきうけられなかった．本当は順番なのに……」と話し，涙ぐむこともあった．

　4クールの化学療法を終了し，退院が間近となった頃は，「最近，子どもにつらく当たってしまうことがある．体がだるいし，時々足も痛いし，その上子どもの面倒をみて，家事もして．たった外泊の間でもすごい大変なの．でもね，今まで子どもの前じゃこんな頭みせられないから（化学療法の影響で完全に脱毛している），家の中でも帽子かぶってたんだけど，この前，小1の息子が『お母さん，家の中では帽子とってもいいよ』ってぼそって言ってくれたの……うれしかった（涙）」と話された．Aさんへの援助について病棟のカンファレンスで検討し，夫とも関わりをもって本人の支えになれるような援助をしていったほうがいいこと，外来看護師やリエゾン専門看護師と連携をとり，今後フォローしていくことになった．しかしプライマリーナースは，具体的に何をしていったらよいかわからず，状況を伝えるのみであった．

　その後，最後の化学療法のためにAさんは再入院した．プライマリーナースが訪室すると，「おしっこが出ないのがつらい．化学療法をやめようと思った．病院にもう来たくなかった．でも夫がここまで頑張ったんだから最後くらいやってこいって．でもやりたくないなあ．夫は前よりはいろいろやってくれるようになりました」と話された．夜，看護師が訪室すると，「もう手術して6カ月だね．もうおしっこ出るようにはならないだろうね．なるようにしかならないんだから仕方ないの．頭ではわかっているの．でもすぐ泣いて，気もちが暗くなって，自分でもどうしたらいいかわかんない」と話された．看護師は排尿障害が受け入れられないで苦悩しているAさんに対して何をどうしてよいかわからず，ただ話しを聴いていった．この時期，主治医は何度か精神科受診を勧めているが，Aさんは拒否していた．

❷ 理論を活用して事例を分析する

　4つの適応様式におけるAさんの「行動」を系統的にアセスメントし，Aさんの適応が阻害

されていることを示す非効果的反応をアセスメントした．そしてAさんの非効果的反応の中で特に重要と考えられたものについて，その「刺激」をアセスメントし，表4のようにまとめた．

表1に示されているように，【生理的―物理的様式】をみると，③排泄，④運動と休息に関する事柄は，自尊感情の低下，無力感などの「刺激」となっており，行動に影響することとしてこれまで十分にアセスメントしていなかった．

③排泄に関しては，自己導尿で尿量を確保でき，自立していると思われていたAさんは，自己導尿で時々痛みがあり，時間がかかることもあり，自己導尿手技や手順が不安定である可能性が考えられた．また夫以外に尿閉について話していないため，こっそり自己導尿を行わなければならず，自己導尿自体に負担を感じている状況であった．**もっと自己導尿自体が楽に，負担に感じず，安定した手技でできること**は，尿閉や自己導尿をしている現在の排尿パターンへの適応を促進し，また，そのことが無力感や自尊感情の非効果的反応を軽減していくと考えられた．

④運動と休息に関しては，Aさんは化学療法のために倦怠感があり，長期の治療生活のために筋力低下もあり活動耐性が低下している．期待する母親役割がとれないことや，無理して行う家事や子育て活動で疲労してしまい，それは自尊感情の低下や無力感をさらに増長させていた．Aさんは**現在の自分の身体状態に見合う活動と休息をとることを適応行動として行う必要がある**と考えられた．そして，その活動に満足できるかどうかは，Aさんの母親役割期待が大きく関与していた．

【役割機能様式】においては，Aさんは，母親役割が不十分だと認知している．Aさんの期待する母親役割はこれまでの役割を踏襲したもので，現在の身体状態では無理なこともある．適応には，**現在の身体状態で可能な新たな役割の開発が必要である**．

【相互依存様式】においては，Aさんは夫や両親への依存，愛情を求める行動をしないと決めており，夫や両親からのサポートを得にくい状況にあった．そしてそれがますますAさんの負担感の増大や自尊感情の低下をすすめていた．ロイは，「相互依存関係には，人が差し伸べるべきすべてのもの，すなわち愛，尊敬の念，価値，養育，知識，技能，参画（コミットメント），物的所有，時間，そして才能を他者に与え，また他者から受ける積極的な意思と能力が含まれる．相互依存への適応を示す人は，親和（依存）のニードと達成（独立）のニードの間に適切なバランスをとっており，ほかの人達や動物，事物，環境，神の世界の中でうまく生活していくすべを学んでいる」と述べている．Aさんには**適切な依存と独立のバランスをもつ，夫や両親，子どもとの間のあらたな相互依存関係の構築が必要**であった．

そのためには，①家族や家族との相互作用に関する情報収集，②人間関係に関するこれまでの対処方法の確認，③存在の意義という観点からの経験の見直しが必要だと考える．

①，②については，現在はAさんからしか情報がないので，ご両親や夫，子どもたちの思いや相互作用についてもっと情報があるとアセスメントがすすむと考える．人との関係はこれまでの双方の経験からつくられるものであり，一朝一夕には変わらない．それをふまえて，情報収集する必要がある．特に，手術や治療に伴い障害されている可能性の高い性機能障害についてはこれまでほとんど情報がないが，夫との関係を考える際には重要である．情報を得てアセスメントをすすめる必要がある．

■表4　Aさんの行動とアセスメント

行動の情報	アセスメント	刺激
【生理的－物理的様式】 (1) 生理的ニード ①酸素摂取		
②栄養 ・化学療法中は嘔気・嘔吐がある ・飲み物，果物，パンなど病院食以外のものを少量ずつ摂取する		
③排泄 ・自己導尿で排尿4～5回/日 ・尿量1,000 ml/日前後，尿混濁なし ・時々尿失禁あり ・自己導尿に時間がかかることがある ・自己導入時痛みがある ・何とか自力で排尿できないかと長時間トイレに座りこんでいることがある ・トイレにこっそり導尿用具をもっていく	不安定な自己導尿方法 自己導尿時のストレス	焦点刺激 ・手技や手順の不確実さ ・化学療法の影響による指先の痺れ 関連刺激 ・自己導入時の痛み ・疲れやすさ ・尿閉の受容困難さ 焦点刺激 ・自己導尿していることを人に知られたくない思い 関連刺激 ・自己導尿時の痛み ・時間がかかる ・夫以外には誰にも話していない
④活動と休息 ・なかなか夜眠れない ・時々睡眠薬内服している ・倦怠感，嘔気・嘔吐で臥床していることが多い ・動くと疲れやすい ・臥床が多い生活で筋力低下がある ・自己導尿に時間がかかることがある ・家では家事，子育てがありやらざるを得ない ・時々痛みもあるため歩行はゆっくり	活動耐性低下 過負担な家事・子育て活動	焦点刺激 ・化学療法の影響による倦怠感 ・臥床生活が長く筋力低下がある 関連刺激 ・自尊感情の低下，無力感 焦点刺激 ・これまでどおりの量や内容の家事・子育て活動では疲労感がある 関連刺激 ・化学療法の影響による倦怠感 ・臥床生活が長く筋力低下がある ・母親役割への期待
⑤防衛 ・自己導尿継続中 ・化学療法による白血球数の低下 ・免疫反応なし ・脱毛	自己導尿による感染のリスク	
(2) 複合的過程 ①感覚 ・両鼠径部に時々痛みがあり，ロキソニン®頓用で対処．リンパ液の貯留なし ・時々痛みもあるため歩行はゆっくり ・自己導尿時，時々痛みがある	不十分な疼痛コントロール	
②体液・電解質・酸塩基平衡 ・採血データ上，脱水はない ・水分摂取を心がけ，尿量1,000 ml/日を維持		
③神経機能 ・広汎子宮全摘術の操作による神経損傷 ・同上操作による腸管運動障害が出現 ・指先の痺れなどを感じることがある	排泄パターンの変化 手指の痺れ	

行動の情報	アセスメント	刺激
④内分泌機能 ・手術，化学療法による卵巣機能への影響	性機能障害のリスク	
【自己概念－集団アイデンティティ様式】		
(1) 身体的自己		
①身体感覚 ・体がだるい ・動くと疲れやすい		
②ボディイメージ ・子どもの前じゃこんな頭（完全脱毛）みせられないから，家でも帽子をかぶっていた ・もうおしっこ出るようにはならないだろうね ・導尿していることは誰にもいえない ・導尿セット持っていってまで外でトイレに入りたくない ・おしっこ出ないくらいって感じで夫に言われたけどおしっこが出ないことがすごくつらい	変容した身体感覚・ボディイメージの受容困難	焦点刺激 ・おしっこの出ない身体，前のようには動けない身体に対する無力感 ・上手く対処できない自分への低下した自尊感情 関連刺激 ・術後6カ月以上の尿閉状態 ・自己導尿への負担感 ・化学療法の影響による倦怠感 ・臥床生活が長く筋力低下がある ・母親役割遂行の不十分さ ・配慮で両親に話してない ・つらさをわかってくれない夫とはしゃべらない ・つらさを誰にも話せない
(2) 個人的自己		
①自己一貫性 ・もうおしっこ出るようにはならないだろうね．頭でわかっていても，すぐ泣いて暗くなって．どうしていいかわからない ・子どもにイライラしてしまい，自分はダメだなって思う ・親なのに子どもの面倒をみてあげられない ・化学療法はもうしたくなかったが，夫から「ここまでやったんだから頑張ってこい」と言われた．でもやりたくないな	理想と現実の不一致による自己一貫性の不安定さ 自尊感情の低下 無力感	
②自己理想 ・子どもの前では今までの私のように振舞いたい ・早く前みたいに元気になって子どもと公園で一緒に遊んであげたい		
③道徳，倫理，霊的自己		
【役割機能様式】		
(1) 役割セット		焦点刺激 ・母親役割が不十分だと認知していること ・つらさをわかってもらえない夫への愛情の低下 関連刺激 ・子ども会の係になれない ・疲れやすい ・家事・子育てへの負担感 ・再入院中 ・自己導尿への負担感 ・化学療法の影響による倦怠感 ・臥床生活が長く筋力低下がある ・夫としゃべっていない ・性機能障害の可能性
①一次的役割 ・30歳代女性		
②二次的役割 ・妻 ・2児の母 ・勉強が忙しくなる時期の娘に何もしてあげられなくてかわいそう ・実家の両親にも心配をかけたくないので尿閉について何も話していない．手術してよくなってきている私としてしか映っていないかもしれない	期待する母親役割遂行が不十分	
③三次的役割 ・パートタイム勤務は休職中 ・子ども会の係も担当できない	現在の身体状態で可能な役割開発が不十分	
(2) 役割行動		
①道具的行動（目標指向型行動） ・外泊して子どもと遊んだり，行事に参加する		
②表出的行動（情動的行動） ・子どもの写真を飾り，同室者や看護師に見せ話しをする ・家にいて子どもに強くあたってしまうことがあり，ダメだなと思う ・家事をするだけで疲れてしまう		

行動の情報	アセスメント	刺激
【相互依存様式】 ・「おしっこが出ないくらいでそんなに落ち込むな，せっかく手術して助かったんだから」って言われたけどそれが私にはつらいの．それから夫とはあまりしゃべっていません ・実家の両親にも心配をかけたくないので尿閉について何も話していない．手術してよくなってきている私としてしか映っていないかもしれない ・脱毛隠しの帽子を「お母さん，家でとってもいいよ」と小1の息子から言われて嬉しかった	夫や両親への依存，愛情を求める行動の不足	焦点刺激 ・つらさをわかってもらえないと認識している夫に十分に依存できない ・心配をかけたくない両親に話せない 関連刺激 ・術後6カ月以上の尿閉状態 ・自己導尿への負担感 ・倦怠感，疲れやすさ ・自尊感情の低下 ・無力感 ・家事・子育ての負担

　③については，例えばAさんは夫にはつらさをわかってもらえないと感じているが，客観的に夫の発言をみると，「せっかく手術をして助かったんだから」とAさんの回復を喜び夫から妻への愛情を示しているようにも思える．両親には心配をかけたくないと尿閉については全く話していないが，両親にとっては娘の心配をすることは，娘のつらい状況を支援することであり，親の役割遂行であるかもしれない．また，小1の息子が「家で（帽子を）とってもいいよ」とAさんを労わる出来事は，子どもからAさんへ愛情を示していることだけでなく，Aさんの現在の存在が小1の息子さんに優しい配慮ができるような成長を促していることも示しているのではないだろうか．Aさんの存在の意義という観点からこれまでの相互作用の経験を見直してみることで，あらたな相互依存関係が見出せると考える．そして子どもたちとの新しい相互依存関係は，あらたな母親役割の開発につながる．

　分析の結果，Aさんの看護目標を以下のように整理でき，具体的な介入の方向性を見出すことができた．
①自己導尿自体が楽に，負担に感じず，安定した手技でできる
②現在の自分の身体状態に見合う活動と休息をとることができる
③現在の身体状態で可能な新たな役割の開発
④適切な依存と独立のバランスをもつ，夫や両親，子どもとの間のあらたな相互依存関係の構築

(2) 看護理論を実践に活用した場合の意義と効果

　この事例では，ロイの理論を活用し，適応様式ごとに行動や刺激のアセスメントを丁寧に行うことで，Aさんの全体，また関連しあい影響しあう側面が明確になり，具体的な介入の方向性が見えてきた．具体的な介入の方向性にそって，各適応様式のニーズやその根拠になる情報を点検することで，不足している情報も明確にできた．これはロイ適応モデルが4つの適応様式と，その各々のニーズを詳細にしており，またアセスメント方法を看護の機能として記述しているからである．今回は使用しなかったが，アセスメントに用いるシートも開発されており，そのようなシートの活用は，理論の適用をすすめると考える．

また看護師は，最初，Aさんが排尿障害を受け入れられないことばかりに目を向けていたが，「人間というシステムは1つの全体として機能する」というロイの理論に基づき，1つの全体としてのAさんを理解できるようになった．一生懸命になり視点が狭くなっている時，ロイの理論で主張されている「1つの全体として機能するシステム」として人間をとらえようとしたことで，再度，Aさんの全体を見渡す視野の広さをもつことができたと考える．

■ 文献

1) Sister Callista Roy & Heather A. Andrews：Roy Adaptation Model, 2nd edition, Appleton & Lange, 1999. 松木光子監訳，シスター・カリスタ・ロイ，ヘザー・A. アンドリュース原著，ザ・ロイ適応看護モデル，医学書院，2002.
2) Ann Marriner Tomey, Marth Raile Alligood：Nursing Theory and Their Work, 5th edition, Mosby, 2002. 都留伸子監訳，看護理論家とその業績．第3版，医学書院，2004.

第2章　看護実践と理論活用の実際
1）看護実践に理論を活用する
3. キング：相互浸透作用と目標共有

1 キング理論の特徴

(1) 目標達成理論とは

キング（Imogene M. King）の目標達成理論では，人間を，環境と相互作用を営む開かれたシステムとしている．そしてこのシステムには3つのレベルがある．生きて生活しているそれ自体で完成した存在であるひとりの人間を個人システム，個人と個人が出会ったときの相互行為という個人間システム，人間が集まり，個人の価値や目標，意図が集まってできた社会システムである．

個人システムを理解するための手掛かりとして知覚，自己，身体像，成長と発達，時間，空間の6つの要素がある[1] p13．個人間システムを理解する手掛かりとして役割，相互行為，コミュニケーション，ストレス[1] p14があり，社会システムを理解するために，組織，権威，権力，地位，意思決定が挙げられている（図1）．

開放システムはそれ自体が目的を持って，環境からのインプット，プロセス，環境へのアウトプット，フィードバックから構成される．これらは固定されたものではなく，常にダイナミックに動きながらある状態を表現している．人間を開放システムととらえることで，人間は，目的を有しており，環境と交流しながら，その目的に向かって目標達成を志向し，選択し，決定する存在であるととらえることができる．

看護師も患者も人間であるから，社会システムのなかのシステム要素として社会から影響を受

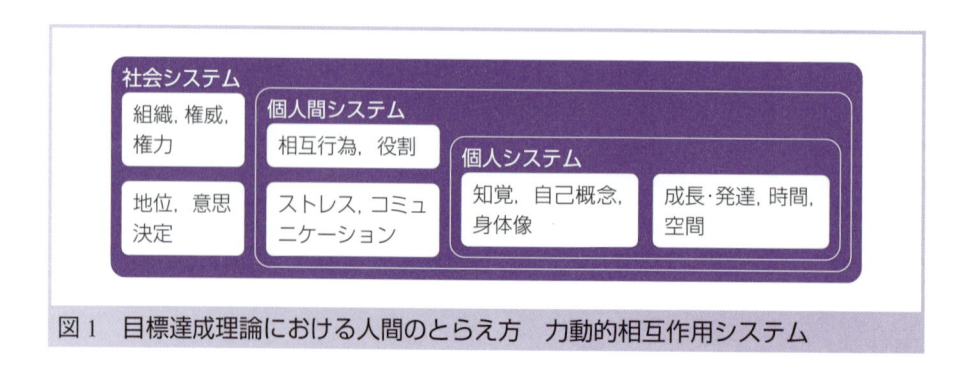

図1　目標達成理論における人間のとらえ方　力動的相互作用システム

ける個人として存在している．そして看護が必要な状況の中で看護師と患者として出会った時に，2人以上の個人間システムが目的を果たすために目標を目指して機能を始める．すなわち看護は個人間レベルの開放システム（インプット，プロセス，アウトプット，フィードバック）である．

キングは看護が必要な状況を，人が自分の健康状態に挫折や不安をきたし，自分ではどうすることもできないときであるとしている[1) p3]．そして健康状態に挫折や不安をきたしたときを正常からの逸脱[1) p6]としている．正常からの逸脱には，生物的不均衡，心理的不安定，社会的葛藤，精神の不健全がある．正常からの逸脱は看護師にとっては看護状況であり，患者にとっては人生体験である．

目標とは，人々が価値を認め，望み，欲する出来事として知覚されたものであるから，看護師も患者も目標を有する人間である．個人と個人が看護師と患者として出会い，患者の目標を達成できるように看護師が援助することで，患者の目標は看護の目標となる．このように開放系システムとしての人間である看護師と患者は目標を共有しともに努力を重ね，目標を達成（すなわち相互浸透作用）していく．目標達成理論は，個人間システムとしての看護師患者関係に焦点をあてている．

(2) 目標達成理論の理解のための重要概念

キングは，個人間システムのプロセスを図2のように説明している．ある状況で出会った個人システムとしての二人は，それぞれ知覚を働かせ判断し，行為を起こし，相手の行為を知覚し，それに対応する．対応し合うことで相互行為となり，最終的に目標達成がなされ，相互浸透行為となる．

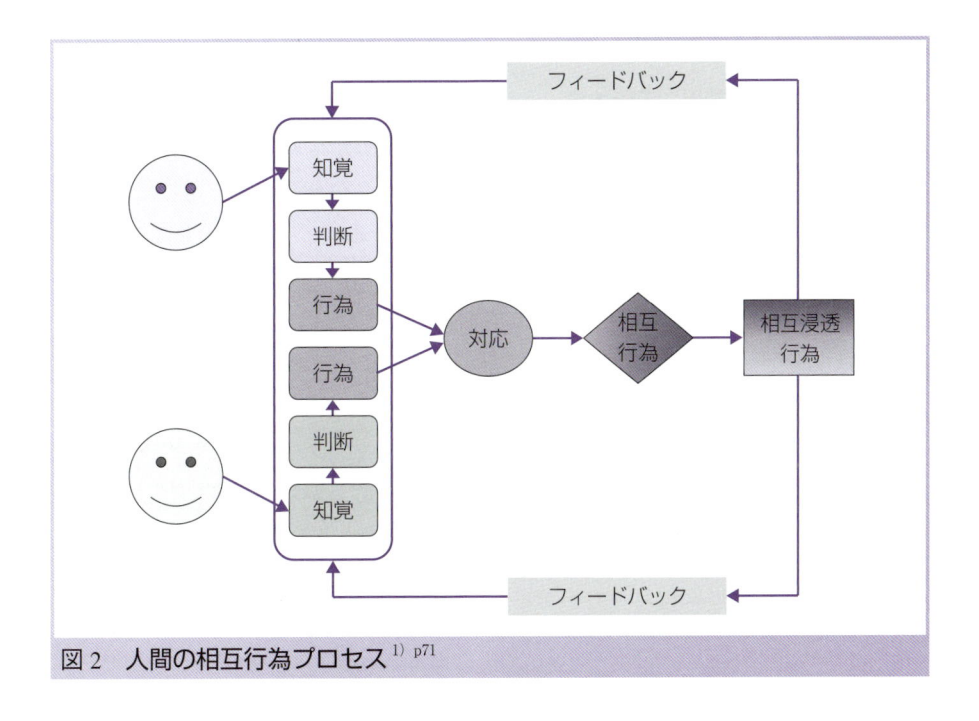

図2 人間の相互行為プロセス[1) p71]

❶ 知覚

感覚材ならびに記憶からの情報を組織し，解釈し，変形する過程であり，環境と人間の相互浸透行為の過程でもある[1) p27]．環境からの刺激を受け取り，その人の過去の経験や自己概念，生物学的特徴，教育背景，文化的背景などによって刺激を解釈し判断し，意味ある情報としてとらえる働きを知覚という．行為は知覚をもとに判断した結果起こすものであるから，対応，相互行為，相互浸透行為をシステムがダイナミックに進展していく時には，知覚の機能が十分に働いていることが必要である．

❷ 行為

目的を持った人間の動きを動作（act）という．目的に向けた一連の動作のことを行為（action）という[1) p70]．精神活動，身体活動，動作の結果をフィードバックして起こす精神身体活動から成り立つ．

❸ 相互行為（interaction）

2人以上の個人間に起こる，お互いに作用しあう行為のことをいう．2人以上の個人が共通の目標とそれに到達するための手段をお互いに確認しあうプロセスである[1) p104]．またキングはすべての行動はコミュニケーションであり，コミュニケーションとは相互行為のなかで起こる情報の交換の手段のことだと述べている[1) p73]．相互行為は非言語的，言語的なコミュニケーションを含んでいる．

❹ 相互浸透行為（transaction）

相互行為の最終的な目標達成段階を言う．キングは相互浸透行為の定義を「相互浸透行為とは，価値あるいくつかの目標を達成することである．また，そのために人間が外界（他者）と意思の疎通を図る一連の相互行為のことである．つまり目標を持った一連の行動である」[1) p101]と説明している．

（3）キング理論を看護実践に活用する

キングは看護を「看護者とクライエントの人間的な相互行為のプロセスであり，そのプロセスによって各人は他者と置かれている状況を知覚し，コミュニケーションを通じて目標を設定し，手段を探求し，目標達成のための手段に合意することである」[1) p179]と定義している．すなわち看護師は患者とのコミュニケーションによって患者の状況やストレスなどを知覚し，それをもとに対応行為を行い，患者の反応から看護師の知覚の修正を繰り返し，患者の個人システムの知覚を正確にしていく．そして対応行為を繰り返しながら患者と一緒に目標を設定し，目標を達成する手段も一緒に決定するのである．

以上がキングの理論を活用した看護過程の特徴である．キングは目標を「人々が価値を認め，望み，欲する出来事として知覚されたもの」と述べていることから，患者にとってだけでなく，看護師にとっても，相互浸透行為は価値ある目標達成状況である．

❷ 事例と看護理論を用いた展開

(1) 事例紹介

佐藤さん（仮名），75歳，女性．
70歳の夫と二人暮らし．夫は健康である．
専業主婦として3人の子どもを育て，家のことはすべて行っていた．長男は海外赴任中，長女は遠隔地で2人の子育て中．次女は車で15分くらいのところに住んでいるが，昨年一人目の子どもが生まれたばかりである．

(2) 看護の実際

7月30日，左足のしびれから発症し，近医受診後，総合病院に搬送され，右中大脳動脈領域の梗塞と診断された．左半身の不全麻痺のほか，左半側視空間無視と軽度記憶障害が出現した．抗血小板療法を行い，8月20日，回復期リハビリテーション（以下，リハ）病棟に転棟した．

回復期リハ病棟での評価カンファレンスでは，今後，トイレと玄関の家屋改造を行うこと，介護保険の申請手続きを開始することが確認された．佐藤さんの希望は，夫と子どもたちに迷惑をかけないようにして，できれば家で暮らしたい，ということであった．この希望を取り入れて，カンファレンスでリハチームの目標を，「ADL自立，T字杖歩行，在宅復帰」とした．

入院中は意欲的に運動練習に取り組み，9月後半には見守りでの歩行が可能となった．通常は車いすで移動している．着替えや整容は自立した．

このころ，トイレで下着を上げようとしてバランスを崩し，転倒した．またその数日後，立ち上がって床頭台の引き出しを開けようとしてバランスを崩しベッド柵につかまっているところを，面会に来た夫に見られ，夫から，叱責されるということがあった．夫は心配のあまり「危ないことをするな」「動くときには看護師さんを呼びなさいと言っただろう」といい，看護師がとりなしたということがあった．

その後，歩行の状況は改善し，T字杖で自立した．1泊2日の外泊を2回行い，住居の問題も解決した．11月10日，ゴールを達成し，自宅に退院した．左上下肢不全麻痺は残っているが，ADLは自立していた．

12月15日，自宅で，午前4時にトイレの帰りに転倒し，救急車で搬送，左大腿骨頸部骨折の診断で，整形外科に入院し，12月17日，内固定術を行い，12月22日，回復期リハ病棟へ再度転棟してきた．

すでに下肢の運動制限もなく，歩行可能といわれているが，ADLが全般的に低下している．元気がなく，トイレに行くとき，食事のとき以外はベッド上にいて，どこかに行くときは車いすを希望してくる．看護師が「疲れていますか．元気がないですね」というと，「夫に迷惑をかけた」と半泣きになり，運動練習に集中できていない．

家での生活を聞くと，入院中は作業療法で家事動作も行ったが，退院後は，「転んでしまうからやらなくてよい」といって，夫がすべて家事を行い，佐藤さんは，日中はなにもせず居間です

っとテレビをみて過ごしていた．食事は夫が居間に運んでくれ，片付けも夫が行っていた．一度料理を手伝おうと台所まで行ったら，「危ないし，転んだら大変だからやらなくていい」と言われたので，台所にも入っていない．トイレだけは自分で歩いていくが，トイレが近くなると何回も歩かなくてはならないため，あまり水分はとらないようにしていた．入浴はデイサービスを利用して行っていた．デイサービスでは着替えや入浴をすべて介助してくれるので，夫も安心だと言っていた，とのことであった．

　佐藤さんの担当看護師は，1回目の入院の時と同じ，鈴木（仮名）である．鈴木は，1回目の入院の状況を振り返り，佐藤さんのリハの目標「夫と子どもたちに迷惑をかけないようにして，家で暮らしたい」を達成して自宅に戻ったとばかり思っていたが，実は，佐藤さんの目標，夫の目標，看護師の目標がずれていたのではないかと考えた．

　そこで，キングの目標達成理論を活用して，1回目の入院過程における患者と看護師の相互行為のプロセスを，佐藤さんとともに振り返り，2回目の看護計画立案をすることにした．

（3）佐藤さんとともに行った1回目の入院の振り返り
❶ 看護師が佐藤さんの個人システムの知覚を修正する

　鈴木看護師は1回目の入院時の状況を振り返り，佐藤さんの個人システムを再度評価した．

　左半側空間無視と軽度の記憶障害は佐藤さんの知覚の正確さを阻害する要因であった．高次脳機能障害があれば脳卒中回復期における精神疲労が増大する．また強度を増していく運動練習による身体疲労も佐藤さんの知覚に影響した可能性がある．回復への焦りもあったのではないだろうかと気づいた．またこれまで家族の世話をしてきた佐藤さんは，家族から世話をされる立場となり，自己概念が脅かされ，自信がなくなり，夫に自分のしたいことを伝えることが難しくなっていたかもしれないと考えた．鈴木看護師は，この修正された知覚について佐藤さんに確認した．

　佐藤さんに1回目の入院の時の気持ちを聞くと，「結婚してから入院前まで専業主婦で家事をすべて自分が行い，夫の世話をしてきた」「脳卒中になったことで夫に負担がかかっていることを知り，申し訳ない気持ちになっていた」「何とか元通り家のことをできるようになりたいと必死に取り組んだが，思うように動かなかった．入院中に転んだことで，余計なことをすると夫に迷惑がかかると思った」と語った．

　この発言から，鈴木看護師は，脳卒中になり家事や夫の世話ができなくなったことで，これまでの自己概念，「妻が夫の言うことに従い，夫の世話をする」のうち「夫の言うことに従う」ということが強化されたことに気付いた．

　また，夫に対して看護師が，転倒を予防することの重要性を強く説明していたことで，夫が，佐藤さんの生活行動を拡大し家庭内での役割を遂行することを支援するよりも，転倒の防止が優先である，と知覚することに影響していたことにも気づいた．

❷ お互いの新たな知覚に基づいた相互行為

　鈴木看護師は，佐藤さんに退院してからの生活を確認し，佐藤さんは「夫に迷惑をかけないように，夫の言うことを聞こうと思った」と話した．そして「夫は几帳面でまじめなので，私が転ばないようにと一生懸命世話をしてくれた」と在宅での生活を振り返った．

鈴木看護師は佐藤さんの「在宅生活でありたい自分」は「夫から守られて世話をされる自分」であったのかを，確認しようと，「佐藤さんはおうちでご主人にとどんなふうに過ごしたいと思っていたんですか」と聞いた．
　すると「いままでやってきたように家のことも，自分にできることはやりたいと思ったけど，夫は私がじっとしているほうが，心配がないといっていた．私にできることは夫の言うことを聞くことだと思った」「時間をかければできることもあるような気がするんだけど」と話した．

❸ 佐藤さんと鈴木看護師の目標の共有
　佐藤さんの話していた「夫に迷惑をかけない生活」とは，「夫と一緒に生活しながら，自分のできることを行い，家族の世話をする」であった．鈴木看護師は，これまでの相互行為から佐藤さんの看護の目標を「佐藤さんが自分のできることを行い，家族の世話をできるようになる」ことだと考えた．そこで佐藤さんに「自分のできることを行い，今まで通りとはいかなくても夫の世話をするようになりたいか」と聞くと，佐藤さんは「できるなら，そうしたい．家事なども夫は一生懸命やっているが，慣れないことなので，夫もいら立っている．私に聞いてくれればいいのに，何でも自分でやろうとして，私には何もさせてくれない．これでは夫も疲れてしまう」と答えた．
　以上の相互行為から，鈴木看護師と佐藤さんが希望している「夫に迷惑をかけない生活」とは「家庭において妻としての役割を果たしつつ，夫と一緒に暮らしていきたい」ということなのだと意味を共有した．そこで，これを，2回目の入院におけるリハ目標とした．

❹ 具体策
　鈴木看護師は，佐藤さんのリハへの目標を共有するためにリハチームのカンファレンスに佐藤さん夫妻が出席できるようにした．そこで，佐藤さんに入院中のリハに関する要望を聞いた．佐藤さんは「歩く練習をちゃんとやりたい」「お料理は夫に手伝ってもらいながらでも自分で作れるようになりたい．夫は料理ができないので，お惣菜を買ってくることが多く，味付けが濃くなってしまう」と話した．夫は黙ってそれを聞いていた．
　リハチームで以下の具体策を提案し，佐藤さんから了解が得られた．

①歩行による移動機能の強化
　骨折により障害された佐藤さんの歩行機能を自立に向けて最大限に強化することで「家の中で自信をもって安全に移動できる」ことを目指す．このことによって「転倒しないために，転倒機会を減らさなければならない．そのためには動かないほうがよい」という佐藤さんと夫の転倒リスクに関する知覚が，「転倒を予防するためには歩行機能を強化することが最も重要である」と修正される．移動機能が自立することで，日中の活動量が増え，夜間の熟睡が得られ，生活リズムが調整できることが期待される．

②料理動作の練習とそのための環境調整
　佐藤さんは，まだ少し左半側空間無視が残っており，軽度の記憶障害もある．そのため，一度に複数の調理の進行を管理することは難しい．また左手の不全麻痺もあるため，調理器具を工夫することも必要である．一方味覚は障害されていない．また献立を考えることは夫よりも経験が豊富である．買い物は一人でできないが，よい材料を選ぶことはできる．これまで作り続けてき

た料理の手順については手続き的記憶が保持されているため，想起できる．佐藤さんが保有している料理の能力と，支援が必要なところを明確にしたうえで夫婦が一緒に料理動作を練習することにした．このことで，佐藤さんがこれまで培ってきた「家族に健康的な料理を提供する」ための経験が生かされ，妻としての役割の再獲得につながる．加えて夫と佐藤さんの健康管理にも役立つ．

(4) 看護師は何を学びどのように患者の捉え方を変えたか

　鈴木看護師は，キングの理論を活用することによって，2回目の入院の際に，佐藤さんに対する看護師としての知覚を修正する必要性に気付いた．退院後の在宅生活においての廃用の進行，転倒，骨折という「正常からの逸脱」は，看護師にとっては看護の対象となるが，患者にとっては人生体験である．どのような体験をしていたかを相互行為を重ねて知覚し，その知覚を判断，行為することによってあらたに知覚がうまれ，患者の発言に潜んでいる意味を見出すことができた．すなわち家族に迷惑をかけたくない，という発言に潜んでいた佐藤さんの思いは「家族のために存在する私」という自己概念を維持し，高めたいということであると気付き，「家庭において妻としての役割を果たしつつ，夫と一緒に暮らしていきたい」という目標が共有され，相互浸透行為が生まれた．

　家族のために存在し，役立ちたいという思いをカンファレンスの場で，直接佐藤さんに語ってもらうことによって，夫婦の間にも相互行為が生じ，介護者と要介護者という関係から，夫婦二人で助け合って生きていくという夫婦間の相互浸透行為となった．このことから鈴木看護師は，「家族の理解を得る」ということについての知覚が拡大した．

　それまでは，家族の理解が不足しているとアセスメントした場合，看護師から，家族に障害の理解を促す説明や関わりをしていた．しかし佐藤さん夫婦への関わりを通して，家族の理解を得るには，看護師と家族の相互行為だけでは不十分で，家族間の相互行為を促進することが重要だということに気付いた．

　また佐藤さんが障害によって妻の役割を果たせなくなったことは妻に世話をしてもらう私から妻の世話をする私へと夫の自己概念の変化もひきおこし，夫が料理をすることにより味つけが濃くなる，献立のバリエーションが減るなど，長期的な健康管理に大きな影響を与えていたと気付いた．このことは障害の体験を佐藤さん一人のものと捉えるのではなく，家族の体験，すなわち個人間システムとして捉えることが効果的な援助を考える上で重要であるという気づきであった．

(5) キング看護理論の活用と効果

　看護師が知覚を修正することで，患者の新たな可能性を看護師が知覚，判断できた．また看護の対象を佐藤さん夫婦という個人間システムと捉えることで，個人の役割を達成することの意義を再認識できた．アセスメントにおける焦点が心身の構造・機能から患者の「活動・参加」という生活機能に拡大したといえる．

　また佐藤さんと看護師の相互浸透行為，佐藤さんと夫の相互浸透行為の達成という二つの枠組

みで考えることで，夫の負担を焦点にした援助から，佐藤さんの「希望」の達成が焦点となった．そして患者の意思を引き出し，表現し，実現を支援することで患者の生活機能を拡大するという援助が，結局は夫の負担を軽減するということを看護師が理解した．すなわちリハビリテーション看護に関する看護師の知覚が拡大したといえる．

■ 文献
 1) King, I.M. 著, 杉森みど里訳：キング看護理論. 医学書院, 1985.

第2章　看護実践と理論活用の実際
1）看護実践に理論を活用する
4. ペプロウ：人間関係の看護論 —対人援助関係に着目して

1 ペプロウ理論の特徴

(1) 人間関係の看護論

　ペプロウ（Hildegard E. Peplau）の幅広い多彩な実践や教育における活動の中で，大きな影響を与えたのは，フロイトの精神分析理論の流れを汲む，ネオフロイディアンと呼ばれる精神科医のフロム-ライヒマンやサリヴァンである．サリヴァンはフロイトの影響を受けながら「精神医学は対人関係の学である」[1]とし，精神疾患は対人関係により生じるものであり，その治療も医療者と患者との対人関係の中で行われると考え，対人関係論を確立した人物である．

　看護状況には，看護師，患者そして両者の間に生じる事態という三つの重要な要素がある．ペプロウは，「対人関係理論は看護婦が，看護状況をより知的に観察し，より鋭い感受性を持ってケアを行うことを可能にする知識の集合体である[2, p5]」と述べ，対人関係理論が看護の理論と実

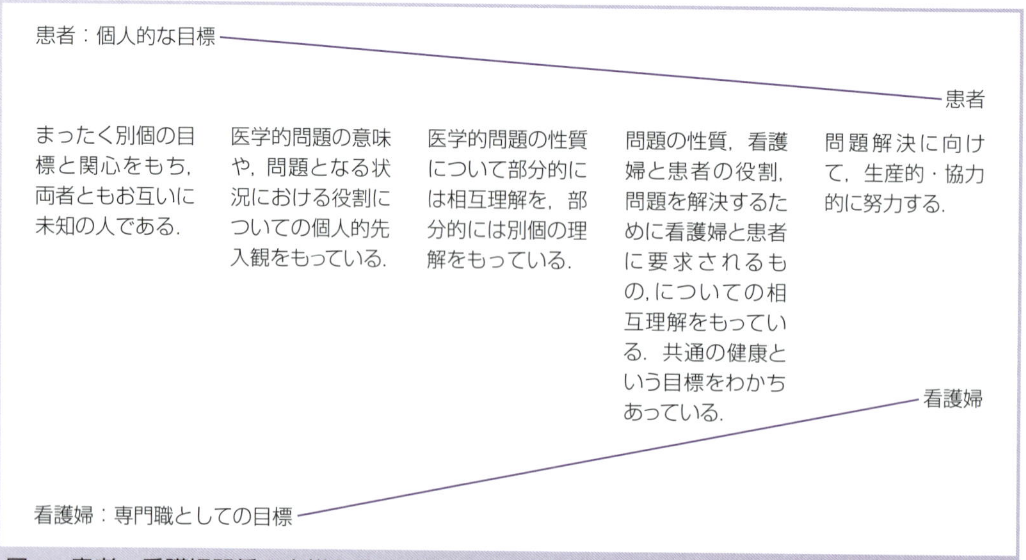

患者：個人的な目標 ─────────────────────── 患者

| まったく別個の目標と関心をもち，両者ともお互いに未知の人である． | 医学的問題の意味や，問題となる状況における役割についての個人的先入観をもっている． | 医学的問題の性質について部分的には相互理解を，部分的には別個の理解をもっている． | 問題の性質，看護婦と患者の役割，問題を解決するために看護婦と患者に要求されるもの，についての相互理解をもっている．共通の健康という目標をわかちあっている． | 問題解決に向けて，生産的・協力的に努力する． |

看護婦：専門職としての目標 ─────────────────── 看護婦

図1　患者─看護婦関係の変様を示す連続線

H.E.Peplau, 稲田八重子, 小林冨美栄, 武山満智子他訳：ペプロウ　人間関係の看護論. 医学書院, 1973.

践を深めるのに有意義であることを述べている．看護は患者と看護師という人間関係の中で展開されるものであり，その体験が患者，看護師にとって好ましい変化となっているのかどうか，常に把握しておかねばならない．そのためには患者，看護師の相互作用の中で何が生じているのか，自己洞察を一つの基本的な手段としてそのダイナミクスを理解することが重要なのである（図1）．

(2) 看護の定義

「看護とは有意義な，治療的な対人的プロセスである」「看護とは，創造的，建設的，生産的な個人生活や社会生活を目指し，パーソナリティの前進を助長することを目的とした教育的手立てであり，成熟を促す力である」[3,p16)]

患者は何らかの保健上の問題を抱えており，専門的援助を必要としている．看護師と患者が問題解決のために協力することにより，その体験はその個人の中で統合される．それが建設的な成長となり，将来同じような問題に直面したときに自分で対処できるようになる．そのプロセスを通して患者も看護師も成熟していくのである．

(3) 看護師－患者関係の諸局面

患者―看護師の関係のプロセスは以下の4つの局面からなると述べている（図2）[3)]．

a. 方向付けの局面

患者は健康上の問題を抱え「切実なニード」を持っており，その問題に立ち向かうためには援

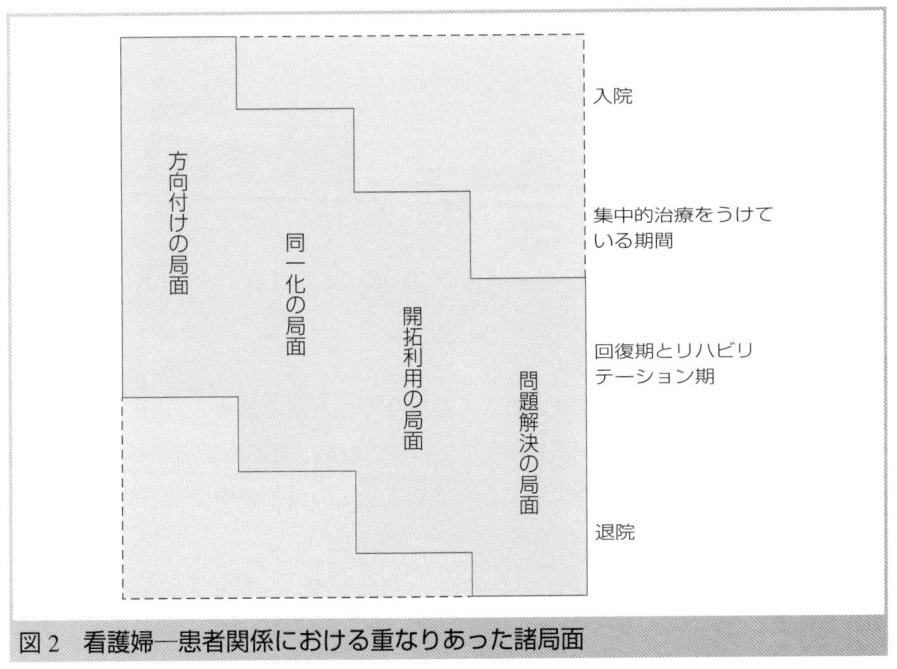

図2 看護婦―患者関係における重なりあった諸局面

H.E.Peplau, 稲田八重子, 小林冨美栄, 武山満智子他訳：ペプロウ 人間関係の看護論. 医学書院, 1973.

助が必要であると感じはじめて，看護師との最初の関係が始まる[3, p18]．患者は自分の問題や必要な援助を理解し，それを求める方向づけを，看護師との関係の中で得る．

b. 同一化の局面

患者は自分のニードに応えてくれる人物と同一化をする．「患者の第一の印象がいくらかはっきりし，彼の置かれている場が何を彼に提供しうるかが分かってくると，彼は自分のニードに答えてくれそうな人を選んで反応するようになる」[3, p31]．同一化をする中で，患者は自分の中の肯定的な力を強める．

c. 開拓利用の局面

患者が，その場の状況における人間関係を認識でき，理解できる看護師と同一化するようになると，患者は自分に与えられるサービスを十分に利用する段階へと進む．患者はその場の状況に対する自分の見解にしたがって，種々の方法で両者の関係から十分な価値を引き出そうとこころみる．自由に利用できる物品やサービスをすべて知るようになると，患者は自己の関心とニードに基づいてそれらを利用するようになる[3, p39]．

d. 問題解決の局面

援助者との同一化から徐々に抜け出し，多少ともひとり立ちできる能力を身に着け，それを強めていく局面[3, p42]である．今まで看護師などに依存していたことを自立して行うようになり，新たな自分の目標をもち，それに取り組むようになる．

(4) 看護の機能

看護師と患者の関係の各々の局面において，看護は以下の機能を果たす[3]．

a. 情報提供者
b. 相談相手
c. 代役
d. 技術的専門家

(5) 看護の役割

看護師と患者の関係の諸局面において看護はその局面に応じて以下のような役割が変化してくる（図3）[3]．

a. 未知の人の役割

看護はお互い知らないもの同士，未知の二人が出会うことから始まる．「初対面の人に与えられる尊敬や積極的な関心は，はじめは没個性的なものであり，そんな場面に新しい客を迎えたばあいでも，通常示される礼儀と同じようなものである」この役割の中で看護師は，「患者を在るがままに受け入れること」が求められる．

b. 情報提供者の役割

保健情報が必要とされる場において，知識や技術に関する情報提供を行う．しかし患者の建設的な学習を妨げないように行わなければならない．

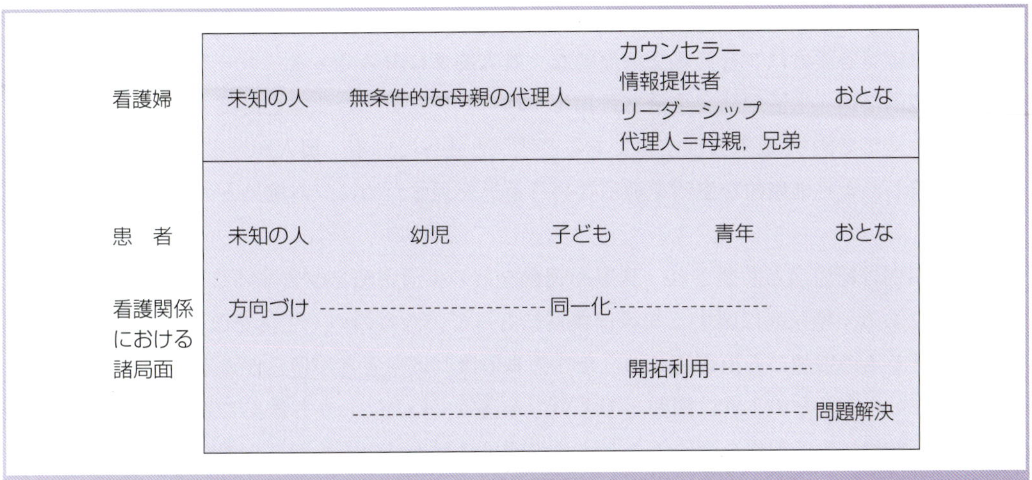

看護婦	未知の人	無条件的な母親の代理人	カウンセラー 情報提供者 リーダーシップ 代理人＝母親，兄弟		おとな
患者	未知の人	幼児	子ども	青年	おとな
看護関係における諸局面	方向づけ ---------------------- 同一化 ------------------ 　　　　　　　　　　　　　　　　　　　開拓利用 ----------- 　　　　　　　　　　　　　　　　---------------------- 問題解決				

図3　看護婦─患者関係における諸局面と役割の変遷

H.E.Peplau, 稲田八重子, 小林冨美栄, 武山満智子他訳：ペプロウ　人間関係の看護論. 医学書院, 1973.

c. 教育的役割

ここで述べるすべての役割を組み合わせたものである．看護師が発展させたい教育的役割とは，体験による学習であり，一生を通じて何度も起こりうる困難な問題に取り組む姿勢を育てる方法である．

d. リーダーシップ機能の役割

患者グループは看護師をリーダーとしての役割に当てはめることが多く，個々の患者は看護師と同一化し，当面の問題について指示を与えてほしいと思っている．看護師は民主的なリーダーとして機能しなければならない．

e. 代理人の役割

患者は無意識のうちに看護師を他の人とすりかえて人間関係をもとうとする．看護師は，なぜ患者がそのようにすりかえて関係をもとうとするのかを理解し，患者がその人と自分の類似点や相違点に気づくことができるよう援助する．

f. カウンセラーの役割

「患者が今の場面で彼自身に何が起こっているのかを十分理解し，記憶できるよう援助の手をさしのべることである．そうすればその体験は，人生におけるほかの体験から分離されることなく，それらの体験の中へ統合されてゆくのである」[3, p67]

2　事例と看護理論を用いた展開

糖尿病や高脂血症，高血圧などの生活習慣病は，その人が長年，習慣としてきた日常生活に深く関わりがある．今までの生活習慣を見直し，より健康的な生活を送るための自己管理が重要となってくる．しかし人は，慣れ親しんできた習慣をすぐに変えることができるわけではない．より健康的な生活に関する知識は当然のことながら必要であり，さらにその人の，生活を変えよう

という強い動機と意志が必要となってくる．

ペプロウは「看護とは，有意義な治療的な，対人的プロセスである．……看護とは創造的，建設的，生産的な個人生活や社会生活を目指す，パーソナリティの前進を助長することを目的とした教育的手立てであり，成熟を促す力である」[3,p16]と述べている．個人が今までの生活を見直し，生活を改善し，より健康的な生活を送るという前進を促すために，看護師との関わりが有効である．

以下の事例は糖尿病と診断され，食事や運動などの生活習慣を改善することを迫られた50歳代の男性である．糖尿病に関する知識は豊富にもっていたものの，生活を改善する意欲がなく，教育プログラムの参加にも拒否的であった．担当看護師は，患者が何らかの不満を抱えていることを感じていたが，どのように関わってよいのか迷っていた．しかし次第に患者の態度に変化が見られた．結局，生活習慣を変えることへの動機付けは十分にできず，生活を改善するという目標は達成できなかった．しかし患者は，「これからどのような生活にしていけばよいのか，まだ分からないんです．精神的に落ち着いて，気持ちが整理できたら，もう少しどんな生活をしたら良いのかを考えていけるのではないかと思います」と退院する際に語っていた．

看護師との関わりは患者にとってどのような意味があったのか．患者の心の中の変化はどのようにして起こり，看護師との関わりの何が，患者にこのような変化をもたらしたのか．理論を用いて患者看護師関係を振り返り，患者にとってこの入院での看護の意義を見出したい．

(1) 事例紹介

a. 患者

D氏，50歳代，男性．

b. 患者背景

大手食品メーカー勤務．管理職．専業主婦の妻，高校生の娘と3人暮らしである．家族は両者とも健康体である．郊外に一軒家を構えている．両親はすでに他界．父親の死因は脳梗塞．母親は糖尿病を長年わずらい心筋梗塞にて死去．年齢の離れた兄も高血圧，糖尿病を患っている．

c. 診断名

2型糖尿病　高脂血症　高血圧

d. 現病歴

10年ほど前から会社の健康診断で尿糖，高血圧，肥満が指摘され，精密検査を受けるよう指導されていたが，仕事が忙しかったとのことでそのまま放置していた．

1カ月前頃より左親趾爪の周囲に潰瘍ができ，皮膚科を受診．皮膚科にて糖尿病を指摘され内科受診をすすめられ受診に至った．内科受診時に簡易血糖測定器で測定したら血糖値が500 mg/dlを超えていたため，入院をすすめられた．D氏は仕事を休むことはできないと入院を拒否していたが，内科医師が説得をし，D氏は「仕事を片付けたら」ということで，2週間後に血糖コントロール，教育目的での入院となった．

e. 治療および看護目的

入院の目的は血糖コントロールおよび糖尿病教育である．

治療はインスリン療法，食事療法（1,440 Kcal），運動療法である．

糖尿病教育としては講義やビデオ学習などプログラム化された集団教育を行う．患者個々の生活に合わせた指導は担当看護師が行うこととした．

看護目標として，初回入院であることから，糖尿病の知識を得ること，生活改善の必要性を理解し，自己管理に取り組むことをあげた．

(2) 担当看護師との関わり

D氏は恰幅の良い方で，その態度には，いかにも社会の第一線で活躍しているという威圧感があった．担当看護師が，担当である旨，挨拶すると，愛想良く「どうぞよろしくお願いしますね」と答えた．丁寧な話し方をする方であったが，そつがない感じで，肝心なことになると話をはぐらかすことが多かった．担当看護師が，糖尿病についてどの程度知っているのかD氏に聞くと，D氏は「自分で調べて一通り知っています」と答えた．担当看護師が，D氏の糖尿病についての知識を確認するために質問をしようとすると，「インターネットで調べたんですよ．昨今のネット業界はすごいですなぁ．何でも調べられますよ」と話をはぐらかされてしまう．再度糖尿病についてどの程度知っているか問うと，「分かっているから大丈夫ですよ」と話をさえぎられてしまった．担当看護師はとりつくしまがない印象を受け，教育プログラムの冊子を渡し，これからの2週間のプログラムを説明した．D氏はその話を「学校みたいですな．この年で勉強をすることになるとはね」と苦笑いをしていた．看護師は，D氏が何らかの不満を抱えて入院してきたのではないかと感じた．

2日目から医師や看護師による講義，運動療法についてのビデオなどを取り入れた教育プログラムが開始されたが，D氏は転寝をしていることが多かった．D氏は「すでに知っていることだし．日ごろの仕事の疲れが出てね，ついつい寝てしまうんだよ」とばつが悪そうに話していた．

担当看護師は，D氏に糖尿病や生活習慣について学んで欲しいと考えていたが，D氏の今の切実なニードはそのような知識ではないのではないか，と考えた．そこで，D氏に今までの疲れを癒すことについて，看護師として何かお手伝いすることはないか聞いた．

D氏は最初「仕事の話なんかは，あなたたちとは無縁の世界だからねぇ．話してもあなたたちには理解できないでしょうし，退屈ですよ」と言っていたが，今までの仕事のことを話し出すと表情が柔らかくなっていった．D氏の仕事の内容は，営業，販売促進，広報など，酒の付き合いの多い仕事であり，帰りも午前様になることがほとんどだったこと，酒には強く，そのような生活をしていても病気一つすることはなかったこと，酒の付き合いが仕事の中ではとても重要で，その場でいくつもの重要な商談を取り付けたことなどがわかった．本人の話しから，D氏は仕事一筋に打ち込んできており，仕事に誇りをもっていることがうかがえた．D氏は「糖尿病だからといってこの生活を変えてしまうことは，今までの仕事ができなくなってしまうことであり，そのようなことはできない」と話した．D氏は糖尿病に罹患したことで，現在の仕事中心の生活をまったく変えなければならないと思っているようであった．担当看護師はD氏の糖尿病についての知識を改めることよりも，D氏の仕事への思いを汲み，「入院はせっかくの機会なのだから，

ゆっくり休養をしてはいかがでしょうか？　退院したらまたバリバリと活躍する生活が待っているのですから」とねぎらった．

　その後，D氏は，担当看護師や気の合う看護師には笑顔を見せ，同室者にも気さくに話しかけている姿を見せるようになった．担当看護師には「退院したら仕事に戻るわけだし，仕事をしていたら食事療法だ，運動療法だと言っていられない．今の生活のままでよいとは思わないが，まだまだ現役でバリバリ働いていたいんだよ」と心情を覗かせる場面もあった．

　眼底検査が行われ，その結果，眼底にはまったく糖尿病の症状は現れていないとD氏に告げられた．D氏はナースステーションにやってきて担当看護師を呼び，その結果をうれしそうに話した．D氏は「前から目がかすむことがあって，糖尿病の合併症かと心配していたんです．目が見えなくなったらおしまいですからね．本当に良かった」と話された．

　D氏の血糖コントロールも難しいものであった．D氏の血糖値は，空腹時血糖でさえも300 mg/dlを超えていた．インスリン療法は10単位から始められたが血糖がなかなか安定せず，増量を繰り返した．10日目にはN型24単位まで増量した．しかしその日の夕方，D氏は廊下にしゃがみこみ，立ち上がることができなかった．低血糖症状が起こったのである．

　その後インスリン量を減量したが，夕方になると低血糖症状が続いた．退院予定の2週間をすぎても血糖コントロールがつかず，退院を延期することとなった．夜間にナースコールがあり「低血糖症状が起こった，身体が動かない」と訴えることがあった．そのときの血糖は91 mg/dlであり低血糖症状ではなかったものの，低血糖症状に対する不安が高いことがうかがわれた．D氏は，「低血糖症状がこんなに苦しいものだとは思わなかった」と，担当看護師に話した．

　担当看護師は，D氏とともに血糖の日内変動と体調を記録し，いつ，どのようなときに低血糖症状が生じるのか，D氏が自分の体調を把握できるように援助した．D氏はもともとの几帳面さを発揮し，血糖測定と体調の記録をパソコンに入力し，グラフを作成することで，自ら工夫をするようになった．インスリン注射の手技も正確にこなした．

　インスリン単位は徐々に減量され，12単位にしたときに低血糖症状が治まった．それから2日後に日内変動の検査が行われた．担当看護師がその結果のメモをもっていくと満足げに眺め「完璧でしょう」とうれしそうに言った．医師からは退院をすすめられ，翌日に退院することとなった．

　退院指導を行った際にD氏は，「来週から仕事に戻ります．そうすれば運動療法だとか食事療法とか言ってられないです．生活は不規則，ストレスも多い．血圧も上がる生活にまた戻ります．しかしきちんと薬を飲んで注射をして，血糖をコントロールしようと思います」「食事療法はしなければならない，運動療法もしたほうが良いというのは十分分かっています．しかし仕事のやり方を変える，生活の仕方を変えるということは，今，想像できない．糖尿病になったことや，生活をきちんとしなければならないことに対して，ゆううつというか，後ろめたい気持ちを抱えていました．ちょっとなげやりにもなっていた．これからどのような生活にしていけばよいのか，まだ今は分からないんです．精神的に落ち着いて，気持ちが整理できたら，もう少し考えていけるのではないかと思います」と話された．翌日，「お世話になりました」と笑顔で退院された．

D氏は，結局運動療法や食事療法を行う生活を送っているわけではない．内服治療とインスリン療法はきちんと続けており，受診も欠かさず行っている．HbA1cも7％台で推移をし，血糖コントロールという点では，糖尿病教育入院の成果があったとはいえなかった．
　しかし時折，外来受診の際に病棟に来て，挨拶をし，同室だった患者を気にかけている．「あの入院は良い体験になりました．いろいろな人生があるのだなと思いました」「またお世話になると思いますが，そのときはよろしく」など，笑顔で話されていた．

(3) ペプロウ看護論からの患者─看護師関係の考察

　働き盛りの時期に糖尿病を発症し，生活の改善を迫られたD氏は，何らかの不満を抱えて入院してきた．言葉にはしないもののD氏の態度から担当看護師はその不満を感じ取っている．
　ペプロウは，患者が健康上の問題を解決できるような関係の諸局面について述べている．まず患者は健康上の問題を抱え「切実なニード」を持っており，その問題に立ち向かうためには援助が必要であると感じはじめて，看護師との最初の関係が始まる[3, p18]．患者は自分の問題や必要な援助を理解し，それを求める方向づけを，看護師との関係の中で得る．これが「方向付けの局面」である．
　しかし，人はそれぞれ病気に対して異なった反応の仕方をする．病気にかかるということは，疾患による痛みや苦痛だけではない．それまでその個人が自分の身体に抱いていた自信や全能感を覆し，健康な自分のイメージを奪い取り，自分の身体を自分ではコントロールできないという無力感を抱かせるだろう．また病人というカテゴリーに自分を入れることで，健康な人々との間に溝を感じ，今までのつながりや社会との関係を喪失する体験でもある．実際に入院になると，物理的にも今までの関係を喪失することになる[4]．方向付けの局面では，患者は自分が抱えている健康上の問題やどの程度援助が必要かということを認識し，理解することが必要だが，自分の問題は何かに目を向けること自体，病気にかかった当初は大変難しいのである．
　D氏も自分の問題に立ち向かうのに援助が必要であることにうすうす気づいているが，まだ自分の力で解決できるのではないかと考えているのかもしれない．あるいは，自分の力で解決できなかったことに対する無力感や喪失感を体験しており，自分の問題に目を向けることができないのかもしれない．
　D氏の今の切実なニードとは，今の心の痛みを止揚し，不安によるエネルギーを健康上の問題に立ち向かうエネルギーへと転換することであると考えられた．
　教育プログラム中に転寝をするなど受動的攻撃性の態度を示していたD氏に，当初掲げていた看護目標とD氏のニードが異なるのではないかと考えた．ペプロウは「患者は，情報と理解との間のギャップを看護婦に認識させる機会を与えることによって，自分がその問題をどう捉えているのかについての手がかりを提供している」と述べている[3, p20]．D氏の態度は，D氏の今の切実なニードを物語っている．それを言語にし，お互い共有することが必要であり，担当看護師はD氏と話し合う機会を得た．その中でD氏の仕事への誇りを感じ，またD氏も「糖尿病だからといってこの生活を変えてしまうことは，今までの仕事ができなくなってしまうことであり，そのようなことはできない」と，自分の思いを自覚したのだと思われる．このような担当看護師

の働きかけは，D氏が糖尿病に罹患したことで体験したことをまとめ，その体験を学習として統合できるように援助したことになる．

一方，ペプロウによると，患者看護師関係の中で看護師は，「情報提供者」「相談相手」「父母，兄弟の代役」「技術的専門家」という機能を用いる[3, p21]．担当看護師は，D氏の仕事への思いや病気に罹患したことによる不安を受け止め，この場面では「父母，兄弟の代役」の機能をしたと思われる．

「病気というものはその人の安寧，権力，威信，価値などを脅かすものと考えられているが，このような恐怖感は，それをやわらげてくれる人物と自分を患者が同一化するにつれてうすらいでいく．看護とは人々のそのあるがままに受け入れること，ストレスを経験しているときには援助を提供することを象徴的に表す言葉である[3, p32]」とペプロウは述べている．D氏が糖尿病の合併症としての失明を恐れており，そうでなかったという喜びをまず担当看護師に告げに来たことは，担当看護師に病気の情報を提供してくれたり，専門家としての技術を求めているのではなく，自分の不安や苦悩を一緒に受け止めてくれることを望んでおり，自分のそのニードに答えてくれる人物であると認識している様子がうかがえた．

ペプロウは，「患者の第一の印象がいくらかはっきりし，彼の置かれている場が何を彼に提供しうるかが分かってくると，彼は自分のニードに答えてくれそうな人を選んで反応するようになる」と述べており，この局面を「同一化の局面」と呼んでいる[3, p31]．「看護婦が患者の感じていることを自由に表現させ，なおかつ必要な看護がすべて与えられているとき，患者は感情に新たな方向を与え，パーソナリティの中の肯定的な力を強める一つの体験として病気を受け入れることができる[3, p32]」のである．

さて，D氏の病気への不安は，薬物による血糖コントロールがはかばかしくなく，さらに低血糖発作が生じたことでたかまった．D氏はその不安についても看護師に話している．つまりD氏は援助の必要性を感じ，その援助を適切に求めることができるようになったのである．

担当看護師は，D氏の現在のニードに即して，生活改善への動機付けをするのではなく，D氏が自らできる範囲での自己管理方法を一緒に検討した．D氏もそれに応じるように，几帳面さを発揮し，自ら工夫した自己管理方法を行うことができるようになった．

同一化の次の局面は「開拓利用の局面」である．この局面では「患者が，その場の状況における人間関係を認識でき，理解できる看護婦と同一化するようになると，患者は自分に与えられるサービスを十分に利用する段階へとすすむ．患者はその場の状況に対する自分の見解にしたがって，種々の方法で両者の関係から十分な価値を引き出そうとこころみる．自由に利用できる物品やサービスをすべて知るようになると，患者は自己の関心とニードに基づいてそれらを利用するようになる[3, p39]」．

この局面は次の「問題解決の局面」と一部分重なり合う関係にある．「問題解決の局面」は，「援助者との同一化から徐々に抜け出し，多少ともひとり立ちできる能力を身に着け，それを強めていく局面[3, p42]」である．「患者が古くから持っている（注：「古く」とは入院してからということ，あるいは患者が健康上の問題を抱えその問題に立ち向かうために援助が必要であるというニードが生じてからのことを指している）ニードが十二分に満たされると，そのニードは患者自身によ

って自主的に取り除かれ，看護サービスを利用している間に明らかになってきた新しい目標に自分の願望を合わせるようになる[3,p41]」．

　D氏は，今回の入院で生活習慣を改善するということはできなかった．しかし自ら血糖変動を把握し，インスリン療法による自己コントロールを獲得し，退院となった．それまでの患者―看護師関係の中で，患者の病気の不安に対処するという切実なニードが十分に満たされていたため，低血糖発作をきっかけに，看護師の援助を受け入れ，自分の新たな目標を設定し，それにむけて自ら取り組むことができたのである．インスリン療法による血糖自己コントロールという点では，開拓利用，問題解決の局面を体験したと考えることができる．

　今回の入院にD氏は，糖尿病という疾患を患い，そのことによる心理的動揺や不安を看護師との関係の中で受け止められたことで，まだ十分ではないものの，糖尿病と向き合う決心ができたと考えることができるだろう．生活改善には至らなかったものの，インスリンによる自己コントロールをすることはできた．D氏は自ら糖尿病を管理する段階へ前進したということができるだろう．

(4) 事例のまとめと理論を用いることの意義

　仕事一筋の人生を歩んできて働き盛りの壮年期に糖尿病を発症し，食事や運動などの生活習慣を改善することを迫られた50歳代の男性であるD氏．血糖コントロールをし，生活改善の必要性を理解し，自己管理に取り組むことを目指して入院してきた．しかし薬物による血糖コントロールの自己管理は習得したものの，生活改善までは至らなかった．担当看護師は，自分とのかかわりは患者にとってどのような意味があったのか，このような結果でよかったのか，もっと良い看護はなかったのか，自分の行った看護の意義を見出したく，理論を用いて患者―看護師関係を振り返ることとした．

　ペプロウの看護師―患者関係の諸局面の概念に即して，看護師と患者のかかわりを振り返ってみると，方向付けの局面において，医療者は生活改善を含めた糖尿病の自己管理を求めているのに対し，D氏は糖尿病への恐怖や不安を抱えており，両者のニードがすでに食い違っていることに気づく．担当看護師は，医療者の期待よりも，D氏のニードに即してかかわっていった．そこでD氏は安心感を得られ，自らの気持ちに向き合うことができ，看護師の糖尿病と向き合う態度と同一化していったものと思われる．

　退院後の生活は入院前と変わらず不規則な生活を送っている．HbA1cの推移を見ても決して血糖コントロールが良好なわけではない．しかしそのことをD氏自らが認識しており，「気持ちが整理できたら」生活の改善に取り組めることができるという見通しをもっている．

　D氏はこれから長く糖尿病と付き合っていかなければならない．今回の入院は慢性疾患という長いスパンの中では，まさに「方向付け」の局面であったと考えられる．外来看護の中で，また次の入院での看護の際には，D氏なりの糖尿病自己管理の方法を身につけていくことができるものと思われる．

　看護理論は看護実践を帰納的に振り返り，その意義を明らかにすることで，次の看護実践をよりよいものへと高めることができるのである．

■ 文献
1) Sullivan, H.S. 著, 中井久夫, 宮崎隆吉, 高木敬三, 鑪幹八郎訳：精神医学は対人関係論である. みすず書房, 1990.
2) O'Tool A.W. & Welt S.R. 著, 池田明子他訳：ペプロウ看護論. 医学書院, 1997.
3) Peplau, H.E. 著, 稲田八重子, 小林冨美栄, 武山満智子他訳：ペプロウ　人間関係の看護論. 医学書院, 1973.
4) Cassell. E.J.：The Healer's Art. Lippincott, 土居健郎, 大橋秀夫訳, 癒し人のわざ. pp14-39, 新曜社, 1981.

第2章 看護実践と理論活用の実際
1) 看護実践に理論を活用する
5. トラベルビー：人間対人間の関係に着目した看護理論

1 トラベルビー理論の特徴

　トラベルビー（Joyce Travelbee）は精神科看護の専門家である．1926年に生まれ，1946年にニューオリンズにある看護学校で，看護基礎教育を修了した．教育者としての始まりは，1952年ニューオリンズのデパウル病院看護学校においてであり，そこで，トラベルビーは精神科看護を教え始めた．その後もニューヨーク大学やルイジアナ州立大学などで精神科看護の教育者として働きながら，1956年にルイジアナ州立大学で学士号を，1959年にエール大学で修士号を得ている．1973年ルイジアナ州立大学看護学校の卒後教育指導者としての任務を果たしながら，博士課程の勉強に取り組み始めたが，残念なことに同年若くしてその生涯を閉じた．1973年9月2日のことだった．

　トラベルビーの理論を紹介した著書『人間対人間の看護 Interpersonal Aspects of Nursing[1]』の最初の出版は1966年のことであり，1969年には『対人関係に学ぶ看護 Travelbee's Intervention in Psychiatric Nursing[2]』がDoona, M.E.によって編集・出版された．

(1) 理論が生まれた背景

　理論開発にあたっては，実際の経験と，アイダ・ジーン・オーランド（I.J, Orlando）およびヴィクトール・フランクル（V.E. Frankl）の影響を強く受けている．

　オーランドは，トラベルビーがエール大学修士課程に在籍していた時の教師の一人であった．両者の看護理論はそのテーマこそ異なるが，看護の捉え方は非常に似ている．オーランドの看護理論の意義は，医学や病気の視点から患者を捉えるのではなく，看護の視点から患者を捉える枠組みを示したことにあった．患者を「患者」というステレオタイプから「独自の存在」として捉えることを強調するトラベルビーの姿勢には，このようなオーランドの考えが強く影響していると考えられる．

　トラベルビーに影響を与えたもう一人の人物，フランクル[3]は有名な『夜と霧』を著したオーストリアの精神医学者である．彼はヒトラー政権下の強制収容所で，「人は過酷な状況の苦難によってではなく，その状況に意味を見出せなくなった時，死への道を選択する」ことを体験した．この体験から彼は，人が「意味への意志」をもつ存在であることを見出したのである．この

ようなフランクルの主張に影響を受けたトラベルビーの理論は，看護とは「病いの意味」を見出すよう患者を援助することであるという一点に集約しているといっても過言ではない．

トラベルビーのように患者と看護師の相互作用をテーマに理論を構築した理論家としてペプロウ（H.E. Peplau）がいる．トラベルビーとペプロウは，それぞれ，患者と看護師の相互作用のプロセスを段階として示した．ペプロウが成長や発達に力点を置いてこれを示したのに対し，トラベルビーは看護上のニードすなわち「病いや苦難の意味を見出す」ために，いかに個人の独自性に出会うかという視点から相互作用のプロセスを意味づけている．

(2) 主要な前提
❶ 看護（Nursing）

看護とは，対人関係のプロセスであり，それによって看護専門職が，個人・家族・地域社会が病気や苦難を体験しないように防いだり，それに立ち向かうように援助し，必要なときには，それらの体験の中に意味を見出すことができるように援助する[4]」ことである．

❷ 人間（Human Being）

人間は独自的でかけがえのない個体であり，この世界において1度だけの存在，すなわち，かつて存在した，あるいはこれから存在するであろうどんな人とも，似てはいるが同じではありえない存在である[5]．

❸ 健康（Health）

主観的基準と客観的基準より定義しており，主観的健康とは，「身体的，情緒的，精神的状態について，それぞれの人が受け止めるとおりの評価に一致するもの[6]」をいう．客観的健康とは，「診察・臨床検査による測定や，教会指導者，心理相談員による評価によって明らかにされる病気や身体障害，欠陥がないこと[7]」である．

❹ 環境（Environment）

トラベルビーはこれについて明確に定義していない．

(3) 基礎となる仮定

トラベルビーは，理論の基底にある仮定を以下のように述べている[8]．

①人々は，病気や苦難の体験の中で意味を見出すように，援助されうる．人は，その意味によってこれらの体験から起こる諸問題に立ち向かえる．

②看護婦の有する精神的・倫理的な価値，あるいは病気と苦難についての哲学的信念は，これらの苦しい体験の中での意味（あるいは無意味）を見出すよう，彼女が個人や家族を援助できるような範囲を決定づけるであろう．

③（必要なときにはいつでも）病気と苦難の中に，意味を見つけるよう個人および家族を援助することは，専門実務看護婦の責任である．

これらの仮定は，フランクルのロゴセラピーの考え方に基づいており，看護の目的は，「人間対人間の関係」の確立を通して達成されるとしている．

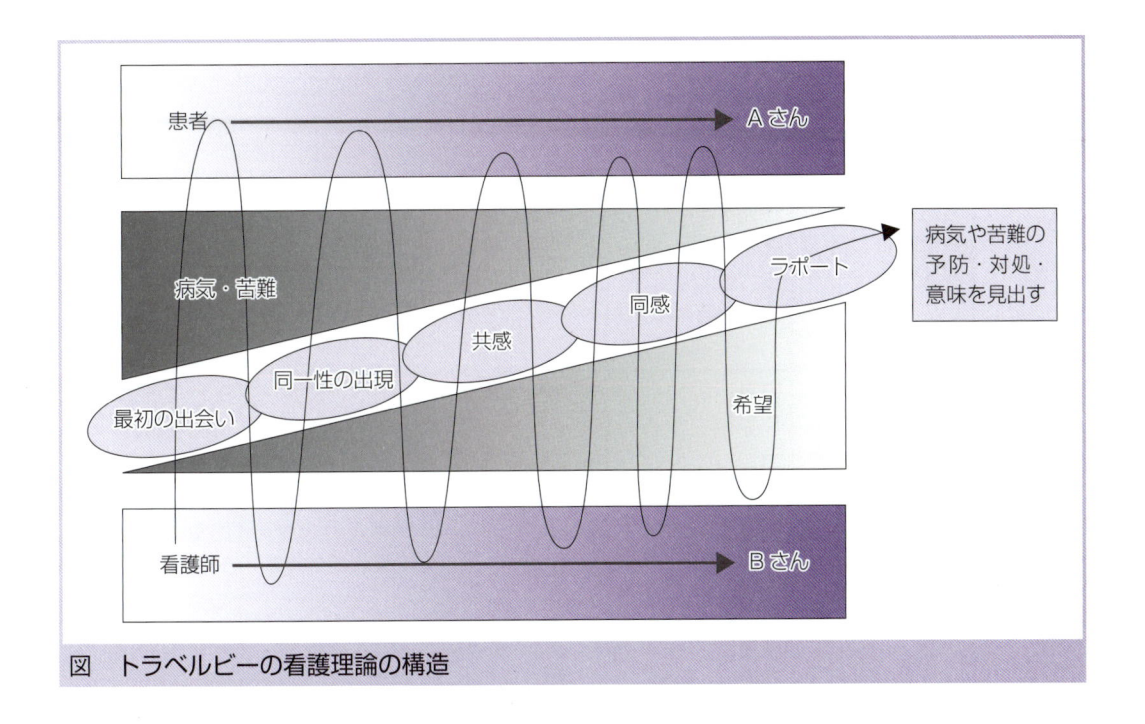

図　トラベルビーの看護理論の構造

(4) トラベルビーの看護理論の構造

　トラベルビーの理論は，患者や看護師である以前に「人間」であることを中心にすえ，人間が共通にしてもち，かつ避けられない体験として「病気」「苦難」「痛み」を考える．これらの体験を防いだり，立ち向かったり，あるいはその中に意味を見出すことを援助することが看護だとトラベルビーは言っている．

　この看護の目的を達成するための手段が，「コミュニケーション」によって確立されていく，「人間対人間の関係」（次項に説明）であり，これが，この理論の中心をなしている．

　また，この過程を歩み続け，病気や苦難に立ち向かっていく意欲は「希望」によって引き出され，維持されるものであり，「希望」を体験するよう援助することが専門看護師の責務だとしている（図）．

(5) 人間対人間の関係

　人間対人間の関係は，「基本的に，看護師とその看護を受け入れる人とのあいだの，ひとつの体験あるいは一連の体験である．この体験の主要な特色は個人（あるいは家族）の看護上のニードが満たされる[9]」ということである．この関係は，看護師と患者の相互的なプロセスによるものであり，また，看護師が意図して作り，維持していくような関係である．

　この体験は，5つの位相よりなる．各位相の特徴は表1に示したとおりであり，人間対人間の関係を構築する過程についてのすべての責任は看護師にある．

■表1　人間対人間の関係確立にいたるプロセス

	初期の出会いの位相	同一性の出現の位相	共感の位相	同感の位相	ラポートの位相
位相の特徴	看護師も患者もそれぞれの既成概念における役割を果たす人としてお互いを認識する	結びつきを確立し始め，お互いをいっそう独自な人間としてみはじめる	類似性を基盤にして患者を知的に理解する意識的プロセス	苦悩をやわらげたいという衝動や願望	看護師とケアを受ける人が同時に経験する人間対人間の出会いの生き生きした覚知の体験
必要な能力や条件	自分を乗り越え，別の人間としての患者に興味を持つこと	患者とのつながりを確立する能力 患者の独自性を知覚する能力	患者との類似体験 患者を理解したいという願望	関与する能力（患者を世話し気遣う能力） 自分が体験していることの十分に意識的な覚知	先行する4つの位相を踏む 体験に自己を開くこと 患者の独自性の知覚とそれを認める能力
能力の発達を妨げるもの	患者をどのようなやり方で知覚しているかを認識し損なうこと 自分の第一印象を過信すること	患者の独自性への脅威・羨望 患者に対する興味の欠如 自分を基準に患者を評価すること（同一化過剰）	同一化や投射との混同 無判断の態度	同一化過剰 ゆがんだ憐れみの混同 同感によって患者が退行すると思うこと	必要な知識や技能の欠如 関係を築くことを目的とすること
看護師の職務	人間を感じること 一人の独自な人間を知覚すること	自分が患者をどう知覚しているのかの覚知 人間の独自性を認識できる範囲の覚知 自分と患者の同異を評価できること	雅量を示し，患者に対してできる限り是認を示す	体系的知的アプローチと治療的な自己利用との結合による援助的看護行為の創出	
結果として得られるもの	患者の独自性を体験しはじめ，患者も反応し始める	自分の基準を離れて患者の独自性を認識する	共感した患者の行動を予測する能力 患者を受容し，かつ患者の状態に変化をもたらそうと努めるようになる	援助的看護行為の創出 患者は看護師を信頼し始める	人間対人間の関係の確立 苦悩の共有と緩和，結ばれているという体験 互いの人間的成長 看護師への信任

2 事例と看護理論を用いた展開

　本事例は，2週間の精神看護実習での受け持ち患者と学生との関係を振り返ったものである．学生は，患者に対するステレオタイプな見方を脱し，患者をわかりたいと思いながら関わり続ける中で，次第に関係が変化していった．本事例を，トラベルビーの理論を通して見直したときに，あらためて「人間対人間の関係」の看護における意味と，その関係を形成するための，的確な指導者からの助言が必要であることを理解できるだろう．

(1) 事例紹介
患者：Cさん，60歳代，女性，脳挫傷後遺症．
既往歴：特になし

❶ 現病歴

X年　　　歩行中車にはねられ，左前頭葉脳挫傷．以後前頭葉機能障害が残る．

X＋1年　もともと明るかった性格が暗く落ち込みがちとなり，不眠も生じたので精神科を受診．薬物療法開始となる．次第に軽快し，デイサービスを利用しながら，精神科外来通院を継続した．しかしながら依然として日常生活も介助を要し，家事はできないままであった．

X＋7年　夫が内科系疾患治療のため入院．その間独居生活は難しく，かつ，全身倦怠感もあり，検査を兼ねて，精神神経科任意入院となる．作業療法などに積極的に参加し大きな問題なく退院する．

X＋10年　デイサービスを継続．途中で帰宅したりすることがなくなる．ふらつき，転倒がある．食事量は最近低下傾向．再度夫の内科系疾患治療のために任意入院となる．

❷ 入院中の状況

（受け持ち時点のカルテからの情報）

　日常生活動作のレベル：ほぼ全介助．

　活動：跛行著明のため，見守りが必要．レクリエーションに積極的に参加する．

　行動の散漫さ，粗雑さ，他者への無配慮な行為が目に付く．

　また，他の部屋への入室，病棟からの飛び出し，夜間徘徊，ふらつきがあるため，必要に応じて抑制，隔離を行う．

　食事：嚥下・咀嚼障害が見られるため，とろみ食および補助栄養食品を用いる．かき込んだり，流し込みをしてしまうため，誤嚥に注意しながら介助が必要．また，食事中トイレが気になって，何度もトイレに行き，食べることに注意を集中することが困難．

　排泄：室内ポータブルトイレを使用．ときどき尿失禁，便失禁のためオムツを使用する．尿意・便意はある．尿意の訴えが頻回だが，排泄がないことが多い．トイレットペーパーの使い方，水の流し方，手の洗い方などがわからなくなることがある．

　意思疎通：訴えはあるが，問いかけに対する反応は返ってこず，意思疎通は困難．

❸ **家族状況**
　夫は内科系疾患治療中．介護および自分自身の闘病に疲弊している．
　娘が二人いるがいずれも独立．長女に子どもが二人いる．
❹ **学生が抽出した看護上の問題**
＃1．高次脳機能障害に関連したセルフケア不足
＃2．嚥下機能低下に関連した誤嚥の危険性

(2) 看護の実際
❶ **第1〜4日目**
　学生は，Cさんの食事，排泄，清潔，歩行の状況を見て，健康だった人が交通事故によってこのような状態になってしまうことの現実と，その症状の大変さに圧倒される．
　また，ほとんど意思疎通が困難とカルテに書かれていたこともあいまって，自分から積極的にコミュニケーションをとろうとしなかった．実際，「トイレは大丈夫ですか」とか，「盆踊りは楽しかったですか」と声をかけてみているが，Cさんからは返事がなかったり，単語の繰り返ししか返ってこない．
　転倒についても，頭では，歩行時の支えや活動中の見守りが必要とわかっており，Cさんのそばに付いてはいるが，Cさんが転倒しそうになったときにカバーできるような程よい距離にいることができず，微妙に離れてそばにいる．
　このときの学生は，症状の重さにばかり目を奪われており，Cさんが落ち着いているときには，記録も「あまり書くことがない」と思っていた．

❷ **第4日目午後**
　学生はカンファレンスで，Cさんの求めに応じて，食事中であっても何度でもトイレに行ったほうがよいのか，それとも食事に注意を集中させたほうがよいのかという質問をしていた．
　看護師はこれに対し「なぜCさんは，トイレを気にするんだろう．自分がCさんの立場だったら，どのようにしてほしいかを考えて関わるようにするとよい」と助言した．以下の場面は，その助言によって，学生の気持ちに変化が生じたその日の午後の場面である．
（看護師の爪きりに学生も同伴させてもらったときのプロセスレコード）
S＊爪をこのようにきれいにしてもらっているということは，Cさん自身心の中でうれしいと思われているのかもしれない．Cさん心の中で何を思っているんだろう．
N：昨日だんなさん来てくれはったね．
C：ん，ジュースジュース（少し表情の変化があり，関心を持たれる）．
S：あ，昨日だんなさんジュース持ってきてくれはりましたね．おいしかったですか．だんなさん優しいですね．
S＊表情の変化が見られた．昨日の面会後，だんなさんにもらったジュースを飲んでいるときもすごくうれしそうにしておられたな．だんなさんが来てくれることがすごく支えになっているんだろうな．脳に障害を負ったとしても人としての変わらない部分はたくさんあるんだ．素敵だな．

C：（表情がすごく穏やかにうれしそうになられる）野菜ジュース，冷蔵庫の中，ある．今日の朝，コーヒー飲んだ．
S：昨日2つジュース持ってきてくれはりましたもんね．昨日飲んではったのはトロピカルなやつですよね．
N：そーかー，よかったね．Cさん．今までだんなさんと二人でがんばって来はってんもんね．
S＊Nのこの声かけの仕方すごく素敵だな．しかもCさんと視線をあわせて笑顔で正面から向き合っておられる．
N：さっきお医者さんなんて言うてはった？
C：元気でがんばってください．言うてはった．
S＊すごい．そういうこと覚えておられるんだ．今日だけなのかな．どうなのかな．
N：そう（と微笑む）．はい終わったよ．
C：ありがとう．
S＊自分のほうからありがとうって言う言葉初めて聞いた．昨日まではそういう言葉なかったのに……感動．
C：前，前行く
S＊前って何のことだろう．
S：前？　あ，散歩行きます？
C：ん．前（二人で散歩に行く）．
（S：学生の言動，N：看護師の言動，C：Cさんの言動，S＊学生の認識）

　学生は，この場面では，看護師からもらった助言をたよりに積極的に話しかけようとしていた．「会話をあきらめたらそこで終わりで何も生まれない」と，学生はこのとき考えている．
　そしてこの場面の後，自分自身のこれまでの関わりを次のように振り返った．

　これまでは，この方の現在の状況に至った経緯や症状の重さにショックを受け，一人で戸惑って，Cさんの目の前にいるときも，いろいろと考えてしまっていた．そのような心境が顔にも表れており，Cさんとの接し方にも表れていたと思うが，午前のカンファレンス後，Cさんの気持ちに寄り添って関わることを目標にあげた．よく考えれば，Cさんやそのご家族が一番ショックを受けているのに，自分までそんな顔をしているのはよくないと反省させられた．Cさんがもともともっている豊かな人間性は，こちらの関わり方次第で，表れてくるものだと思えたし，Cさんから教えられるものである．残り1週間をCさんがより充実した時間を過ごせるように関わりたい．

　この場面を契機に，学生はCさんとのコミュニケーションについて，Cさんの関心のない話題には返事が返ってこないことが多いこと，夫の話をするときは表情が穏やかになり話が弾むこと，Cさん特有の表現があることなど，Cさんがコミュニケーションを取りやすいような工夫の仕方があることを理解する．

同時に，セルフケアについて，少しでも一緒に作業できるように関わったり，できないことだけではなくて，「何ができて何ができないか」を見極めながら関わろうと考えるようになっている．

❸ 第5日目

Cさんからは，夫のこと家族のことが話されるようになる．「会えるんを楽しみにおかゆがんばって食べる」「さっきも（おかゆ）食べてたやろ．わたしなりのがんばり」と語られる．孫に会う日を夢見て，今自分にできることをがんばってやっていこうという気持ちのあることがわかった．家族のことを話されるときCさんの表情は本当に穏やかになり，Cさんにとっての家族のことを思う時間はすごく幸せな時間だと学生は理解している．そして，そのような時間を増やしたいと考えている．

その他にも，「おかゆ大好き，消化にいいから」と言ったり，「今日はしんどい」と言って休まれたり，Cさんなりのセルフケアが，学生にたくさん見えるようになってきている．

学生は，Cさん自身が認識できるように，できていることを伝え，その行為が習慣化していくよう援助を組み立てている．援助の仕方が，Cさんに沿うようになり，ペースを二人で作り出しているようにまわりからは見えるようになる．

❹ 第6～7日目

七夕の飾りつけをしながら，Cさんに短冊に書いた内容を聞くと「みんなが元気で暮らせますように」と書いたと言う．学生が「よい言葉ですね」というと「こんな（病気になったら）自分のことだけじゃない．みんなのこと考える」と言われる．

この後，Cさんは夫から妹が亡くなったことについて伝えられるが特に反応をしない．夫は「言っていることわかっているんですかねぇ」と心配するが，学生は「言葉は返しはらないですけど，そういうことはちゃんとわかってはるように感じます」と応えている．

学生は，「短冊にみんなが元気で暮らせることを願うようなCさんなら，いろいろ心の底では感じておられることがあるに違いない．言葉で訴えられない心の内を汲み取っていく必要がある」と考えている．

翌日，Cさんは学生に「だんなの妹ががんで亡くなってね……」と話をしはじめ，「私も悲しい．やっぱり人が死ぬんは嫌や」と言う．学生の推測どおり，Cさんが言葉にはしなくてもやはりいろいろ考えていることがわかった．

学生は，少しずつCさんに他の患者のことにも注意が向くように関わっていたが，この頃より，他の患者が具合悪そうにしているとそれに気づき，心配したりするようになった．

食事は，待てないことに変わりはないが，今何を食べているかに意識を向けたり，食事の味や，温度などCさんが感じていることに意識が向くよう声をかけた．食事についての声かけを増やすと食事に注意が向き，食事中，頻回だったトイレの訴えも減った．

❺ 最終日

Cさんは，気になる人には自分のほうから「こんにちは，＊＊です」と名前を名乗って挨拶をするようになった．また学生に「あのお兄ちゃんいつも氷ばかり飲んでるお兄ちゃんや」と他の患者を普段からよく見ていることもわかった．

注意を継続することは困難なことが多いが，この日は，体育館で他の患者がレクリエーション

に興じるのを学生と一緒にベンチに座って眺め，他愛ない話を楽しむことができている．

学生は別れ際に「Cさんがんばっておられる姿を見て励まされる方ってすごく多いと思いますよ」と言うと，Cさんは，話に関心を示して，学生に目線を合わせ「そうか？　そうか？」と言った．学生が続けて「そう思います．少なくとも私はその一人です」とお礼を伝え去ろうとすると，「……ありがとう」とお礼を返された．学生は，Cさんに関わるようになってから，人のあり様や生きる意味までも考えるようになった．そして，存在を通して人生の大切なことを教えてくれるCさんに，感謝の気持ちを毎日どのように行動として返していくことができるのか考えていた．Cさんからのお礼の返事を聞き，「少しでも自分の感謝の気持ちが伝わっていたのかもしれないと思え，感極まる思いだった」と言っている．

Cさんは，実習終了のお礼を伝えるために教員が伺った際にも「こんなわたしでも役に立つんかなぁ」とにこにこされていた．

(3) 人間対人間の関係の視点から捉えなおした援助過程

以上の援助過程を，「人間対人間の関係」の5つの位相から捉えなおすと，表2に示したような過程として見えてくる．

(4) 学生は何を学び，どのように患者との関わり方が変わったか

学生は，この援助過程によって，自分あるいは他の医療者によって作られた患者に対する既成概念や評価をはずし，目の前にいる患者に注意を注ぐことの意味を学んだ．これはちょうどトラベルビーが「患者」というステレオタイプを脱して，患者の独自性に気づくことの重要さを述べたことに重なる[10]．

学生はこのことを，「カルテだけを見ていてもわからない．カルテの情報ではなく，一緒にいることで患者の考えていることがわかるようになる」「最初は，『頭の中で何を考えているかわからない，頭の中をのぞかせてほしい』とまで感じていたが，毎日患者さんのそばにいて一緒に患者さんの気持ちを感じようとすることで見えてきたことがたくさん出てきた」と表現している．

このように患者を一人の独自な存在として認識するきかっけとなったのが，学生の質問に対する看護師の助言であった．

看護師の「患者の立場を推察するように」という助言を受けて，学生は初めて，カルテによって自分の頭の中に作りあげた患者から目の前にいる患者の存在に目を向けた．そこから，患者の独自性を知るのに伴い，2つの重要なことが生じている．

1つは，トラベルビーがこの理論のあらゆる側面を通して重要だとし，また関係の出発点に位置づけた「自己覚知」の力を開いたことである．すなわち患者の独自性を知ることで，はじめて学生は，自分がどのように他者を知覚していたかを認識したのである．

2つ目は，患者の独自性を知れば知るほど，学生は「人間」としての類似性は普遍であることを見出したということである．加えて，このような病いを背負った患者がむしろ自分たち以上に高い人間性を有していることに気づき，生きる上で大切なことを学んでいる．

学生は，患者の存在そのものを通して，人それぞれの独自性や人間としてのあり様，そして生

■表2 本事例における各位相の状況

初期の出会いの位相	同一性の出現の位相	共感の位相	同感の位相	ラポートの位相
学生は，カルテにあった「疎通は困難」という見方，および交通事故で大変な状況になってしまった気の毒な患者としてこの患者と出会っている．そして，患者の状況の大変さにただただ圧倒され，患者のできない点にばかり目が行き，評価者の視点で患者を分析しながら，援助行為をしている． 当然患者からの反応は乏しく，学生は，自分自身の恐れをかばうように，患者から距離をとった関わりとなっている． この段階では，学生は自分自身の困惑や恐れを意識化できていないため，教員に援助を求める状況にあると感じていない． しかしながら，看護師の「患者を自分自身に置き換えて，患者の気持ちを考える」という助言を契機に，学生はこれまでの自分の関わり方をはじめて振り返り，「積極的に関わってみよう」と態度を転換している．	学生は，自分で作り上げた既成概念の患者から離れて，目の前にいる患者に注意を向けはじめた． 自身の変化に伴って，学生は患者の豊かな人間性を垣間見る機会を得て，これまで気づかなかった患者の多様な側面を知る． 学生は，自分から会話をあきらめていたことに気づき，同時に，患者の人間性に出会えるかどうかも，こちらの関わり方次第なのだと気づいている．	学生は，アドバイスを頼りに，毎日患者のそばにいて，患者の気持ちを感じようとした．そして，どのような障害があるにしても，人として本来もっている思いやりや，人を愛する心といった豊かな人間性の存在に，いっそう気づくようになる．またそのことを通して，人間のあり様や生きることの意味までも考え始めている．また，人生の大事なことをその存在によって教えてくれる患者に対し，どのようにしたら感謝の気持ちを行為として伝えられるか考えはじめている 患者のほうも学生に夫のこと，家族のこと，療養を支えているものなど，様々なことを語るようになった． 学生は，「そばにいるとだんだんCさんが何を言いたいのか，何を考えているのか予測がつくようになった」と言っている．	学生は，患者の人柄，努力，希望を知るにつれ，患者がより充実した時間を過ごせるように関わりたいと考えている． 学生は，患者がその障害とうまく付き合っていけるように，日常生活動作，コミュニケーション，注意集中について様々に患者とその障害に合わせた工夫をしている． 患者は，最終的にたとえ会話だけであっても，ひとつところに座り，学生との他愛もない会話を楽しめるようになってきている． この位相で得られる結果は，患者の看護師に対する信頼であるが，それが得られたかどうかは，判断する情報がない．	学生は，患者に出会ったことで人間のあり様，生きることの意味を考えはじめ，患者によって励まされたと言っている． また患者は，学生と過ごしたことで，他の患者への関心がわいたり，自分の気持ちを表現することを助けられたり，また最後には人に貢献している自分であることを伝えられる体験をしている．しかし，それをどのように思ったのか，患者は具体的には語っていない． この位相の体験は，ケアする人される人の境目がなく結ばれている感覚を双方がもつような体験である．二人の関係はラポートへ向かって着実に歩みを進めていると思われるが，看護師への信頼を超えた信任および苦悩の軽減という点で，いまだその途上にあると考えられる．

きる意味までも考えるようになり，毎日患者を通してこのようなことを学ぶ機会を与えられていることに感謝をしている．

類似性は共感の源であり，共感の範囲を拡大[11]するものである．そしてそれによって，学生は，人が苦難や病いと共に生きることの意味を深めることができている．

トラベルビーが「いかなる人に与えられる看護ケアの質も，病気の人に対する看護師の知覚と人間についての信念によって基本的に決定される[12]」と述べているように，学生のケアの質はまったく変わったのである．

③ 人間対人間の関係に着目した看護理論の意義と効果

本事例は，トラベルビーの理論にそって実践されたものではない．しかしながら，これをトラベルビーの理論を通して改めて見直してみたとき，トラベルビーの一つ一つの言葉がこの事例のあり様を見事に説明しており，対人関係に関わるトラベルビーの理論の普遍性に納得できるのである．

この理論は，見えないために見落とされ，見過ごされてしまいがちな対人関係に焦点を当て，その過程を意識化し，意識的に構築していくことを導くという点で意義がある．この過程がどのように進むかは看護師に責任があるとトラベルビーは述べている[13]．

特に自分を超えて他者の独自性に迫り，そこから類似性を見出すという過程の提示は，初学者あるいは新人を指導する教員や臨床指導者，病棟管理者に，得るところが大きい理論だといえる．

今回の事例で明らかだったように，各位相は必ずしも1つ1つが段階的に進むというようなものではなく，他者の独自性が見えることであらゆる位相が動き出したように，非常に連動に満ちた過程である．とはいえ，「自分の基準」や既成概念を超えない限り何も生じないことを改めて教えている．

このように理解すると，トラベルビーが理論の中で「自己覚知」を繰り返し強調し，「情緒的関与[14]」を避ける傾向を憂いていることがよく理解できるだろう．

トラベルビーがこの理論をはじめて著してから約40年が経とうとしている．臨床では，クリティカルパスなど，たとえ新人であっても標準化された看護を患者に保障できるシステムが整い始めた．しかしながら独自の人間のニードを満たす看護は，このようなシステムによって保障されるものではなく，その中で築かれる「人間対人間の関係」を基盤とした看護によってこそはじめて可能となることをこの理論は教えてくれる．

学生に深い学びの機会を下さり，事例として提示することを快くご承諾下さいました対象者，そのご家族，そして大阪大学医学部附属病院脳神経精神科，年梅英子・元看護師長はじめ看護スタッフの皆様に心よりお礼申し上げます．また，大阪大学医学部保健学科4年（当時）田中紗代さんには，実習記録の使用について協力をいただきました．感謝致します．

■ 文献

1) Travelbee, J.：Interpersonal Aspects of Nursing. Philadelphia, F.A.Davis. 1971. 長谷川浩，藤枝知子訳：人間対人間の看護．p117，医学書院，1998.
2) Doona, M.E.：Travelbee's Intervention in Psychiatric Nursing, 2nd. Ed. Philadelphia, F.A. Davis. 1969. 長谷川浩，藤枝知子訳：人間対人間の看護．p117，医学書院，1998.
3) Frankl, V.E.：Ein Psycholog erlebt das K.Z. Verlag für Jugend und Volk,Wien, 1947. 霜山徳爾訳：夜と霧　ドイツ強制収容所の体験記録．みすず書房，1985.
4) 前掲書1），p3.
5) 前掲書1），p34.
6) 前掲書1），p7.
7) 前掲書1），p8.
8) 前掲書1），p234.
9) 前掲書1），p180.
10) 前掲書1），pp191-194.
11) 前掲書1），pp309-315.
12) 前掲書1），pp33-34.
13) 前掲書1），p181.
14) 前掲書1），pp215-218.

第2章 看護実践と理論活用の実際
1）看護実践に理論を活用する

6. オレム：主体的取組の支援

1 オレム理論の特徴

(1) 理論の基盤

オレム（Dorothea E. Orem）は看護師資格を得た後，手術室，在宅および病院の個人付き添い，内科・外科病棟，救急室での経験を経ている．1939年に看護学士号，1946年に看護教育における修士号を取得した．その後，病院と看護学校の両方での指導者を経て，州全体の一般病院における看護の質向上に関する仕事，1957年からは合衆国保健教育福祉省の教育部局で，実務看護師訓練を向上させるためのプロジェクトにコンサルタントとして従事しており，「看護の中心的課題とは何か」を追及しはじめることになった．1959年からは大学での教職に従事し，看護とセルフケアに関する概念の開発を続けた．1970年に大学を離れ，コンサルタント事務所を開所し，最初の著作である『Nursing：Concept of Practice』を刊行し，その後改訂され，2001年に第6版が出版されている．

オレムは，理論の哲学的基盤を穏健リアリズムと明記している．穏健リアリズムは，人々があれこれ考えることに関係なく，あるがままの世界が存在することを支持する．オレムの理論の哲学的基盤を研究したバンフィールドは，人間についてのオレムの見解を次のようにまとめている．

「人間とは，世界に影響を及ぼすと同時に世界からの影響を受けて，環境内に存在する統一体である．統一体としての人間は，人間のもつ潜在力と理想自己を発達を通して達成しようと努力する過程の中にある．人間は自由意思を有し，自己と環境に注意を払い，経験に意味を付し，内省することができ，そして，意図的行為に携る能力を有する．自由に加えて人間の本質的特性には，人間愛を通して，他者と交わること，知ることへの束縛されない願望，美・善の尊重，創造の喜び，神への愛，ならびに幸福の願望が含まれる」[1]

またオレムは他の専門分野の以下の科学者の影響を受け，引用であげている[2]．
　ゴードン・オルポート：パーソナリティーの研究で知られる心理学者
　チェスター・バーナード：管理論的経営学の基礎を築いたとされる経営学者
　ルネ・デュボス：文明論や人間論の叙述でも知られる細菌学者
　エリッヒ・フロム：新フロイト派の心理学者
　タルコット・パーソンズ：社会学者

クルト・レヴィン：場の理論で知られる心理学者
ハンス・セリエ：生理学者
フォン・ベルタランフィ：一般システム理論で知られる理論生物学者

(2) 主要な概念

オレムの一般理論は3つの関連理論から構成されている．
①セルフケア理論（人々が自身をケアする理由・方法を記述する）
②セルフケア不足理論（人々が看護を通して，援助されうる理由を記述し説明する）
③看護システム理論（看護が行われるために，実現され，維持されなければならない諸関係を記述説明する）

〈セルフケア〉

オレムは，「個々人が遂行するセルフケアとは，生命と機能および人間的環境内での成長と発

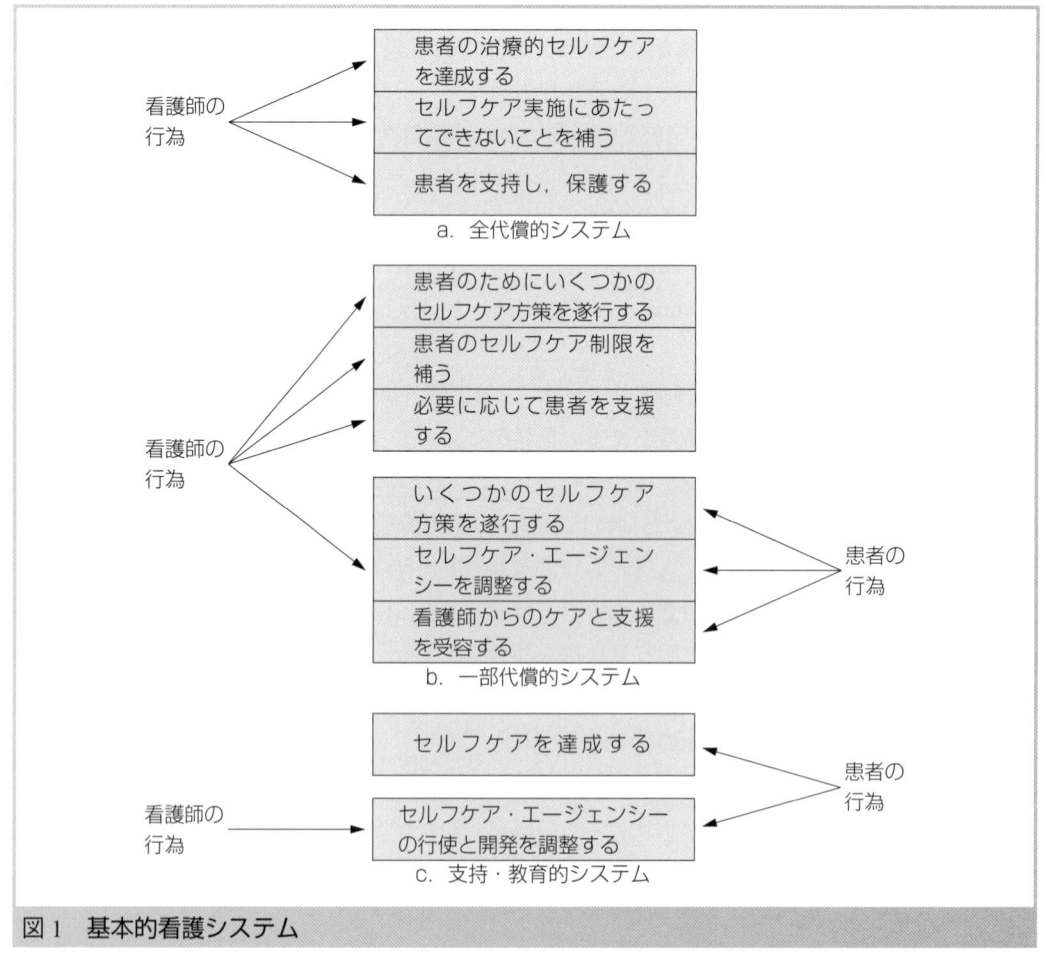

図1 基本的看護システム

Dorothea E. Orem：Nursing：Concepts of Practice 6th edition. Mosby, 2001. 小野寺杜紀，オレム看護論―看護実践における基本概念（第4版）．オレムの理論の哲学的基盤 ix, p321, 医学書院, 2005.

達にとって不可欠な1つの**人間としての調整的機能**である」[3]と述べ，セルフケアを，「意図的行為を特徴とする人間の努力であり，学習された行動である．セルフケアは，個人が自らの内的機能と発達を調整するために内的・外的要因に影響を及ぼすことにより，自分自身をケアする行為に携わるときうみ出される」[4]と考えている．

〈セルフケア・エージェンシー〉
〈セルフケア要件〉
〈セルフケア・デマンド〉
〈セルフケア不足〉

セルフケアの行為実施者としての人間には，セルフケアの実行に必要な力，能力があり，それは<u>セルフケア・エージェンシー</u>と命名されている[5]．<u>セルフケア要件</u>とは，人間の機能と発達の諸側面を調整するのに必要であり遂行すべき行為のことであり[6]，<u>セルフケア・デマンド</u>とは，現在の条件と状況のもとで明らかになった個人のセルフケア要件のすべてを充足するために必要

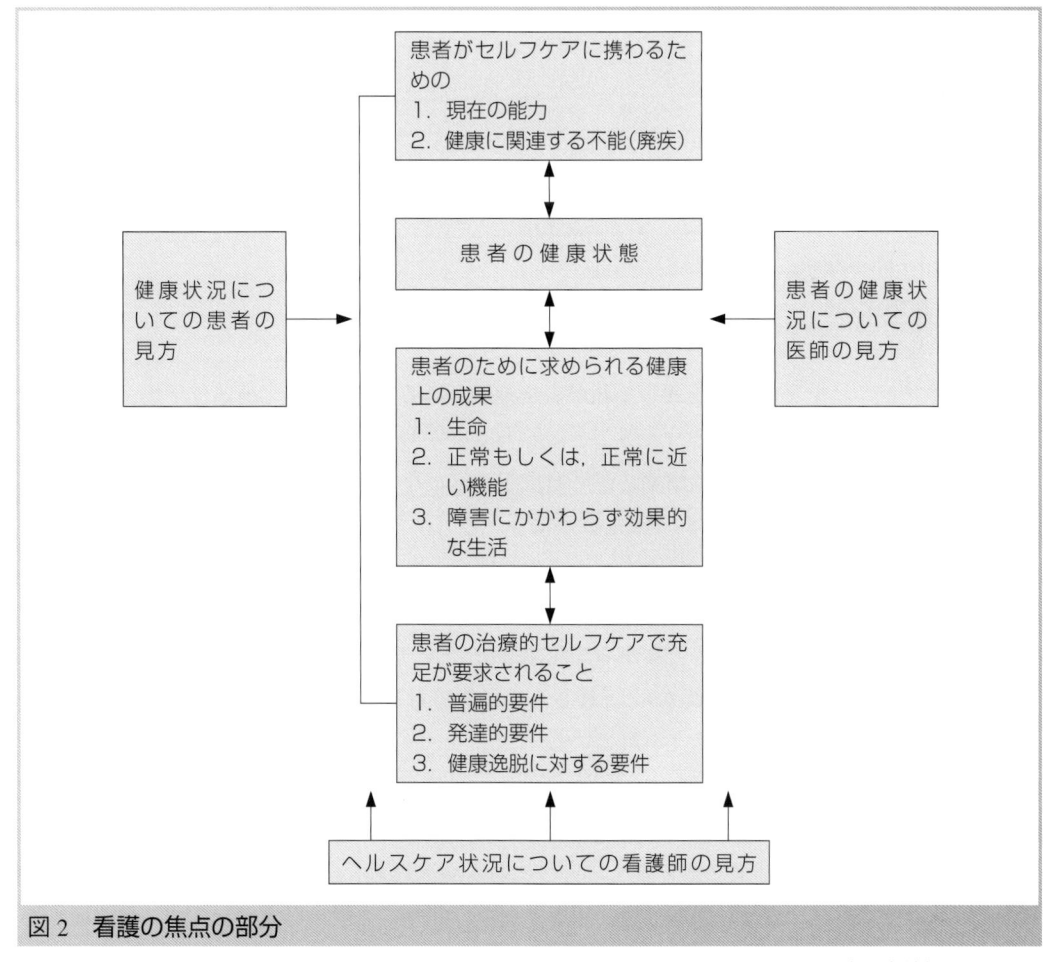

図2 看護の焦点の部分

Dorothea E. Orem：Nursing：Concepts of Practice 6th edition. Mosby, 2001. 小野寺杜紀，オレム看護論―看護実践における基本概念（第4版）．オレムの理論の哲学的基盤 ix, p183, 医学書院, 2005.

とされるケア方策の総和[7]である．すなわち，人間は，セルフケア・エージェンシーを用いて，セルフケア要件を充足するためセルフケア・デマンドを行使する．セルフケア・デマンドに対してセルフケア・エージェンシーが不十分な場合，その状態をオレムはセルフケア不足とよんでいる

〈看護〉

　オレムは，基本的看護システムを図1[8]のように示し，看護師は看護エージェンシーとして看護ケアを提供するが，セルフケア不足の場合には，看護師が必要なケアを代償あるいは一部代償する．また患者がセルフケアを達成し，セルフケア・エージェンシーの行使と開発を調整するように支持・教育的に関わる．看護の焦点については図2[9]のように説明している．

❷ 事例と看護理論を用いた展開

　セルフケアを高めるための関わりが不十分だったと振り返った事例に，オレムのセルフケア理論を活用し，どのように関わればよかったかを見出したくて理論を活用した．

（1）事例紹介

B氏，女性，40歳代．
夫，子ども2名（中学生，高校生）の4人暮らし
パート事務職
身長150cm・体重65kg　BMI 28.8
乳がん，2型糖尿病

❶ 現病歴

　自己触診でしこりを発見し，受診して乳がんを指摘される．6カ月間の術前化学療法施行後に手術予定となった．化学療法は3〜4週ごとに外来治療で実施し，後半3カ月は化学療法に加えて，ハーセプチン（分子的標的治療薬）が毎週投与予定となった．

　化学療法の後半クールの受診時，「最近喉が渇き，疲れやすい」とB氏から自覚症状の訴えがあり，検査の結果，高血糖でケトアシドーシスの状態だとわかる．内科受診し2型糖尿病の診断を受け，その日の化学療法は中止され，強化インスリン療法が開始された．その後，週1回の外来受診で血糖コントロールをはかりながら，化学療法，ハーセプチン治療がすすめられた．食事療法の処方は1,200kcal．内科医師から，「Bさんの治療方針は，インスリン自己注射の厳守と食事療法施行，体重減少です」と伝えられている．

（2）看護の実際

　内科外来の看護師は，外来でインスリン自己注射が導入されたB氏と手技の指導時から関わった．B氏はすぐ手技を覚え，手順等は問題なかった．同時に血糖自己測定も3回／日で開始された．週1回の受診時には，患者の記入した自己管理ノート（血糖測定ノート）を参照しながら，血糖値と体重の推移，生活内容の確認を行った．また外来でのインスリン導入であり，徐々にイ

ンスリン量の増量がされたため，インスリン指示量を毎回看護師が自己管理ノートに記載して患者と一緒に確認した．また低血糖症状と対処方法を伝えた．

　糖尿病診断後，初回の受診時に栄養士による食事指導があった．指導後，外来に来たB氏は，「私，食べ過ぎていたかもしれません．食べていた種類も量も多かったと思う．今日教えてもらってちょっとびっくりしました」と述べていた．また「インスリンは必ず食前に注射するけど，1週間に1度くらいは食前の血糖測定を忘れて，食事はじめてから家族に『血糖測ったの？』といわれて気がつくことがあったの」と話された．

　血糖値はインスリン治療で徐々に低下していったが，体重が下げ止まり，かえって前の週より増加することもあった．診察前に患者にたずねると「買い物は自転車を利用したりして頑張って動いている」，「子どもの帰宅時間が違うので，子どもや夫が帰宅すると，彼らの食事に付き合って，それぞれの場面で食べてしまう」という．努力も見られる反面，生活環境から工夫しないと体重減少は難しいと看護師は考えたが，工夫が思いつかずB氏には「毎日15〜30分は必ず歩行することを目標とすること，天候の悪い日は日常の家事をきちんと行い，自分でできるエクササイズでも構わないこと」と伝えた．その日の診察時，主治医から「血糖値が順調に低下しているのに体重が減少しないのは，運動不足と栄養摂取過多が考えられる．手術までにとにかく節制してほしい」と言われ，「はい」と恐縮したように返事をした．診察後看護師はB氏に万歩計をつけることを提案してみると，翌週，B氏は万歩計を利用されていた．「買い物に行くとぐんと歩数が増えますね」と報告してくれ，体重は前回よりも1kg減であった．

　結局，B氏は，大幅な体重減少までには至らなかったが，手術のためにその後入院となった．看護師は，B氏がセルフケアをできていないと思い，もっとセルフケアを高める指導ができたのではないかと不全感を感じていた．

(3) 理論を活用して事例を展開する

　B氏には糖尿病の治療として食事療法や運動療法が必要であり，主治医は，体重が減らないということから，B氏の食事量が多く，運動量が少ないと判断していた．看護師は，食事量を減らせない，運動量を増やせないことが問題であり，その問題を解決する行動をセルフケアととらえ，セルフケアができない患者とみていた．この状況を図2に照らしてみると，主治医は，患者の健

■表1　セルフケア・エージェンシーについて

> ・自発的な学習過程を通じて毎日の生活の中で発達する．その発達は，知的好奇心，他者の指導・監督，セルフケア方策を実行する経験などによって育まれる．
> ・特定の事柄に注意を払い，それらの特徴と意味を理解する能力，観察した事柄を変化させたり調整したりする必要性を把握する能力，調整に必要な一連の行為について知識を得る能力，なすべきことを意思決定する能力，ならびに変化もしくは調整を達成する行為を行う能力を含むものとして概念化される．
> ・その能力にはさまざまな実践的努力に携わるために彼らがもち，使用している技能レパートリー，およびある種の知識が含まれる．

Dorothea E. Orem：Nursing：Concepts of Practice 6th edition．Mosby，2001．小野寺杜紀，オレム看護論−看護実践における基本概念（第4版）．オレムの理論の哲学的基盤ix，p321，医学書院，2005．

■表2　セルフケア・エージェンシーの力（パワー）構成要素

1. セルフケア・エージェントとしての自己，およびセルフケアにとって重要な内的・外的条件と要因に注意を払い，そして必要な用心を向ける能力
2. セルフケア操作の開始と継続に必要なだけの身体的エネルギーの制御的使用
3. セルフケア操作を開始し遂行するのに必要な運動を実施するにあたって，身体および身体部分の位置をコントロールする能力
4. セルフケアの枠組みの中で推論する能力
5. 動機づけ（すなわち，生命，健康，および安寧に対してセルフケアがもつ特徴と意味に合致したセルフケアへの目標指向性）
6. 自己のケアについて意思決定し，それらの決定を実施する能力
7. セルフケアについての技術的知識を権威ある資源から獲得し，それを記憶し，実施する能力
8. セルフケア操作の遂行に適した，認知技能，知覚技能，用手的技能，コミュニケーション技能，および対人関係技能のレパートリー
9. セルフケアの調整的目標の最終的達成に向けて，個別的なセルフケア行為あるいは行為システムを，先行の行為および後続の行為と関係づける能力
10. セルフケア操作を，個人，家族，およびコミュニティの生活の相応する側面に統合し，一貫して実施する能力

Nursing Development Conference Group, Orem DE, editor : *Concept formalization in nursing : process and product*, ed 2, Boston, 1979, Little, Brown, pp.195-196 による.

康状況について医師の見方で体重減少という健康上の成果から効果的な生活を求めていることがわかる．そして看護師も同じような見方からセルフケアをみていた．

　そこで，オレムのセルフケアの定義を用いて，図2のような観点からB氏のヘルスケア状況を見直してみた．その際，オレムが述べるセルフケア・エージェンシーについての内容（表1）[10]や，オレムが挙げているセルフケア・エージェンシーの力（パワー）構成要素（表2）[11]を参考にした．

　まずB氏のセルフケア状況から，その当時のB氏のセルフケア・エージェンシーを検討した（その後調整が必要なこと，すなわちB氏のセルフケア・デマンドと不足しているセルフケア・エージェンシーを検討し，看護師ができた支援を考えていった）．

　B氏は乳がんの術前化学療法中であり，それに加えて糖尿病を指摘されインスリン注射，血糖自己測定が開始になった．糖尿病について知識を得ながら，インスリン注射，血糖自己測定を日々の生活で実施していた時期だった．乳がんの化学療法による倦怠感等の身体的に負担を感じる時期に，新しく診断された病気の治療を受け入れ，必要な知識や技術を覚え，それを実施しようとしていた．栄養指導を受けた後，「私，食べ過ぎていたかもしれません．食べていた種類も量も多かったと思う．今日教えてもらってちょっとびっくりしました」と述べ，適切な情報が得られたことで，これまで注意を払うこともなかった食事量に注意を払おうとし，食事を調整する必要性も認識されていた．ご自分の生活を客観的に振り返られていた．インスリン注射前の血糖自己測定を忘れた際に家族から指摘してもらった出来事からは，家族にご自分の治療上必要なことを話してあり，B氏のセルフケアをサポートしている様子が窺えた．また，運動量を増やすように医療者にすすめられて，「買い物は自転車を利用したりして頑張って動いている」と主体的な取

り組みを行い，看護師からすすめられた万歩計を使用して，「買い物に行くとぐんと歩数が増えますね」と効果も実感できるようにもなった．B氏のセルフケアエージェンシーは，思っていたより十分にあると考えられた．

　しかし，一方で，B氏は中学生，高校生の母親であり，妻の役割をもっている．中学生，高校生ともなると母親とじっくり関わる時間は食事時くらいになるだろう．「子どもの帰宅時間が違うので，子どもや夫が帰宅すると，彼らの食事に付き合って，それぞれの場面で食べてしまう」とB氏は述べていた．食事の時が子どもや夫との大切なコミュニケーション時間となっている可能性もある．B氏は食べ過ぎてしまっているという自覚があり，B氏には，健康上必要な食事方法と母親・妻の役割を果たす方法の調整が必要だった．しかし，そのことにはB氏も看護師もあまり言及しておらず，どのようにしていったらよいかについて検討されていなかった．この時点では，家族とどのように食事しているのか，食事内容の詳細などをたずね，B氏と一緒に振り返ることで，B氏の健康上必要な食事方法と母親・妻の役割を果たす方法の調整についてB氏に考えてもらうことができたと考えられた．

　また，看護師は15～20分程度の運動をすすめており，自転車で買い物に行くなどの主体的な取り組みはしているが，果たして当時のB氏の健康上必要な運動量に見合っていたのだろうか．通常，糖質・脂質の効率のよい燃焼のためには20分以上持続する運動が望ましいといわれている．また1日の運動量としては約1万歩が適当だといわれている．B氏は，適切な知識があれば，自分で何をなすべきかを考えられる人であり，適切な目標や目安の提示をすることで，毎日できる運動を考え，実施できたかもしれない．またB氏は化学療法実施中であり，運動や身体活動に辛さがなかったかという観点からは当時まったく考えていなかった．その点も含めて，運動の状況を詳細にたずね，B氏の健康上必要な運動量に見合っていたのかを評価する必要があった．そして，B氏が目指せる目標や目安を専門家として提示できればよかったと考える．

❸ 看護理論を実践に活用した場合の意義と効果

　オレムの理論を活用することで，それまでよりも「セルフケア」を捉えていた視野が広がり，セルフケアに関連した患者の能力や主体的取り組みが見えるようになった．主体的な取り組みをしていた患者，主体的取り組みができる患者と見ることができるようになると，それを活かしていく支援の方向性が明確になる．そして，何が不足していたかも明確になることで，より適切な看護師の支援のあり方を考えることができるようになる．

　オレムが示してくれているセルフケア要件やセルフケア・エージェンシーのパワー要素は，患者の「セルフケア」を捉える視点であり，その観点から患者の「セルフケア」を見直してみることで，患者が実行すべきことと実行できること，そして不足している内容が明確になり，必要だった支援内容を考えることができた．

■ 文献

1）Dorothea E. Orem：Nursing：Concepts of Practice 6th edition. Mosby, 2001. 小野寺杜紀，オレム

看護論—看護実践における基本概念（第4版）．オレムの理論の哲学的基盤 ix，医学書院，2005．
2) Ann Marriner Tomey, Marth Raile Alligood：Nursing Theory and Their Work, 5th edition. Mosby, 2002. 都留伸子監訳，看護理論家とその業績 第3版．p198, 医学書院, 2004.
3) 前掲書1），p124.
4) 前掲書1），p236.
5) 前掲書1），p50.
6) 前掲書1），p45.
7) 前掲書1），p481.
8) 前掲書1），p321.
9) 前掲書1），p183.
10) 前掲書1），p237.
11) 前掲書1），p244.

第2章 看護実践と理論活用の実際
2）看護管理に看護理論を活用する

看護管理に看護理論を活用する

1 看護管理と看護理論

(1) 看護管理者に求められる責務

　実践現場では多様な価値観をもつ人びとがともに働き，スタッフが日々交代しつつ，違う対象者に，違うケア提供者が，その組織に期待されている一定の質のケアサービスを提供している．看護管理者はこのような現場全体をとらえ，組織として提供する看護援助の質を保証し改善するためのアクションを起こし続けていくことを求められている．看護の対象者に関わるすべての看護職が，最善の実践を展開できるように環境を整えること，そのような人材を育成すること，社会の変化に応じて刻々と変化していく対象者のニーズに即した医療・ケアサービスを企画し，組織的に実行するしくみを構築し，組織の経営に貢献していくことが看護管理者の責務である．

　看護管理は，組織における最善の看護の達成を目指して行う活動であり，看護の質改善を目指し続けることといえる．そしてこのような責務とそれを遂行するための権限を有する職位にある者が看護管理者である．

(2) 看護管理に理論を活用するときの落とし穴

　看護管理者は，自組織を組織理論やリスクマネジメント理論の枠組みで分析したり，変革を推進したりするための方略を考えようと，変革理論を学び，現場に活用する．人材育成に関しても成人学習理論やコーチング理論など数多くあり，これらの理論は全国の看護管理者研修のプログラムに取り入れられている．つまり，看護管理者の多くは理論を活用している．現代的な看護管理は理論の活用に積極的な領域であるといえる．

　一方，看護管理者が自分の所属組織の看護の質を改善しようとして，既存の看護理論や他領域の理論を活用するときに陥りやすい落とし穴がある．そのひとつは，活用しようとする理論に自分の組織を当てはめてしまう，ということである．たとえば，分析枠組みにそって業務分析を行い，忙しさの原因が解明されたように感じる，あるいは看護必要度を分析し，必要なケアの時間を算出する，このような分析によって「確かに自分の組織では看護師の人数に比したとき間接業務が多い」という問題点がわかるかもしれない．しかし看護管理者でなくとも，あるいは理論を活用して分析しなくとも，忙しさは隠されるわけではないので「この病棟は雑用が多い」という

ことはスタッフに聞けばわかることかもしれない.
　看護管理者の仕事は多種多様にある問題点を, どのように解決可能な課題に具体的に転換していくか, そして, その課題の前提に秘められている, 良い看護を達成することを阻害している本当の要因をどう見出すか, そこからどう課題を取り出し解決していくかという概念化と課題の解決にある. つまり「忙しいのは間接業務が多い」ということの先にある潜在的で見えにくい根の部分を可視化し, 解決方策を具体的に考えることが必要といえる. しかし自組織の現状を理論に当てはめ, 表面的に現状をとらえる（なぜこうなっているかわかったように思う）ことによって改善のためのアクションを起こすことが停滞する, あるいはアクションを起こしても改善に至らないことがある.
　もうひとつ留意しなくてはならないのは, 統一された看護実践を提供しようと, 理論を活用しようとすることである. たとえばすべての部署に看護診断を導入しようとしたり, 特定の看護理論に基づいて記録様式を整えていくことは「標準化されたケア提供」という利点がある. しかし標準化されたケア提供には必ず例外（バリアンス）が発生する. この取り扱いは慎重に考慮される必要がある. たとえば理論を活用した記録様式は認識の整理の一様式であり, 看護師の世界のとらえ方（看護のとらえ方, 患者のとらえ方）を規定する. しかし看護は一つの見方だけでとらえ切れるような単純な世界ではない. 看護師は, その複雑性をとらえ切れないとき, 自らの思考と感情を安定させ, 自分の行うことを明確にするために, 患者の状態をそのまま理論に当てはめることがある. そのような看護師が患者を援助し続けることは看護師の思考停止を招き「看護理論を活用した業務のルーティン化」が生じる. これは, 患者へのケアの質改善という観点からは好ましくない.
　どのような理論にも限界があり, 適用範囲がある. 組織的に特定の看護理論に基づいて看護の記録などを整えていこうと決めるのは（つまりどれか単一の理論を導入することを決めるのは）, 最終的には看護管理者の決断である[1) p129]. 理論を選択することは看護師のものの見方を決定づけることにつながり, 看護管理において理論を組織的に導入することには大きな責任を伴うことを自覚する必要がある. 看護管理者が理論を組織に導入することによって生じる影響もひきうけつつ, 理論の導入を考えていく必要がある.
　では, 看護管理者は組織における看護の改革のために, 理論を選択し活用する時, どのようなことを考慮する必要があるのだろうか.

(3) 看護管理者の理念と看護実践

　看護は対象への看護計画を立案する際に目標設定, 現状の分析, 行動計画の立案, 実施, 評価というサイクルの循環を効果的, 効率的に展開するという看護過程（ナーシングプロセス）を活用してきた. このプロセスは意見（opinion）ではなく, 根拠（evidence）に基づいて展開されることが必要であるとするのが, エビデンスベースでの看護の展開である.
　一方, 保健医療福祉の現場は科学的な根拠に乏しい「うちの」病棟・病院のやり方として慣習となっている業務が多々ある. このような業務のあり方に看護管理者が価値を置いていると, 改善の対象として認識されにくい状況になることがある.

根拠についての考え方についてはもう一度考えてみなければならない．看護師が新たな知識や情報を獲得し，活用するための前提には，「現在の知識では目的達成できない」という気づきと，その気づきを言語化し調べられる形にできるというリテラシーが要求される．「わたしにはこの人がよりよい方向にむかうための援助を，根拠をもって行うための知識が不足している」と気づき，「何がわからないから援助できないのだろう」と追求する思考が必要となる．このときの看護の根拠は「確率」ではない．看護の根拠はひとりひとりの対象者の確かな事実から導き出された個別の援助ニードとそれに対する援助者の知識技術の提供への反応の読み取りという，事実とその解釈である．出現頻度のような「確率」や「平均値」は対象者の反応や事実の読み取りの際の参考資料である．

　看護師が上記のように直観するためには，その組織において目指すべき看護のありようが明確になっていなければならない．つまり看護管理者は，個別に臨床判断を展開し看護介入を実施している看護職が，患者のために現実的で最善の看護を目指していくことができるように，組織のなかで，あるべき看護の理念を提示し続け，それに向かって実践環境を整え続けていく必要がある．そして看護管理者の理念は組織の理念と整合している必要がある．

(4) 看護管理における看護理論の活用の意義

　看護管理者が活用できる理論は多数あり，看護理論だけではない．看護管理とは包括的な活動であり，多様な局面を含むため，組織論，経営論，人材育成論などの理論を学ぶことは自己の管理実践の概念化を助けるだろう．このように多様な理論を活用するなかで，看護理論を看護管理に活用することの意義を考えてみよう．看護管理者の理念がその組織の看護実践の改革の方向性を決定づける．看護管理者の理念はどのように育まれていくのだろうか．

　先駆的によりよい看護実践を行っているところを見学したり，文献を読み仲間と話し合ったりすることで，良い看護とは何かを考えることができる．そのうちの手段の一つに看護理論を読むことも含まれる．

　看護のあるべき姿や目指すべき看護の方向性という，看護の理想の表現である看護観，すなわち看護に関する信念は，看護管理者にとってもっとも重要なものである．看護の理想は自ら育むものであり，そのさいに，「良い看護とはなにか」について学ぶ必要がある．とくに，看護の本質である利他主義的な患者中心の考え方や，看護職らしく考えるための「看護職として何をとらえどう判断するか」というアセスメント，看護の専門性である看護特有の知識と技術，これらの看護職というプロフェッションでなくては身につけることのできない哲学や考え方，知識を体系的に網羅したものが看護理論である．

　看護理論とは看護の先輩である看護理論家が，看護に関する考え方を述べ，その理論家が発想した「理想の看護」について論述している，という思想の側面をもつ．理論家はそれぞれ「理想の看護」について述べているといってもよい．この点については，理想の看護だけ示されても，具体的に目の前の看護を必要としている人に何をどうすればいいのか，看護理論を読んだだけではわからないということも生じるだろう．

　しかしあるべき姿，理想像が明確になってはじめて，現状の分析が可能となり，何を組織で取

組み，解決したらいいのかという課題も明確となる．課題を明確にするためには批判的思考や根拠の吟味などの思考技術が重要となる．しかし思考技術だけあって，看護実践のあるべき姿を見失っている実践管理は経済モデル，あるいは医学モデルに変質してしまい看護実践管理とはなりにくい．

　医療の進歩と組織の混沌がないまぜになっている現実に看護管理者として踏みとどまり，スタッフに実践改革の進むべき方向性を指し示しつづけるという看護管理者の責務を達成するときに，それぞれの看護理論が示している看護のあるべき姿は看護管理者にとってのひとつの道標の役割を果たす．

　そして，看護管理者が看護に関する信念を示し看護チームの行くべき道を照らすような環境で，自分の持てる能力を最大限発揮しつつ看護実践を行うことのできる看護職には利他主義的な質の高いプロフェッショナリズムが育成される．看護のプロフェッショナリズムの後継者が育つような職場環境を作っていく，すなわちよい看護を引き継ぎ発展させていくことは看護管理者の責務であるとともに喜びであるだろう．

■ 文献
1) Stevens, B.J. 著，中西睦子，雨宮悦子訳：看護理論の理解のために　その分析／適用／評価．メディカル・サイエンス・インターナショナル，1982．

第2章 看護実践と理論活用の実際
2）看護管理に看護理論を活用する
1. ベナー：臨床看護実践の質向上に向けた活用

　ベナー（Patricia Benner）は，米国バーニジア州生まれで，パサディナ・シティ・カレッジで看護学を専攻した後，カリフォルニア大学サンフランシスコ校看護学部で修士号，カリフォルニア大学バークレイ校で博士号を取得した．急性期の看護ケア，集中治療，訪問看護などの幅広い分野でスタッフナースおよび主任ナースを務めた経験を持つ．1989年からカリフォルニア大学サンフランシスコ校看護学研究科教授として博士課程と修士課程で教鞭を取り，2003年より社会・行動科学学科長を務め，現在カリフォルニア大学サンフランシスコ校の名誉教授である．2004年より教育改善のためのカーネギー委員会（神学，工学，法学，医学等の各分野における専門職教育研究）の国内看護教育研究班責任者となり，学際的な共同研究に取り組み，その成果をまとめた．

　ベナーは多くの著書を出版し，中でも『ベナー看護論　達人ナースの卓越性とパワー』（医学書院，1992年）および『現象学的人間論と看護』（医学書院，1999年）は，1984年度と1988年度の書籍大賞（The Book of the Year）を受賞するなど，高く評価されている．最近翻訳された著書に，『ベナー　ナースを育てる』（医学書院，2011年）がある．

　ベナーは，熟練看護師の実践知に注目し，それを記述するために現象学的アプローチを用い，実践場面における相互作用から意味や能力を導き出した．ベナーは高度に技術化した社会では，看護は文化的に逆説的であり，ケアリングに価値をおいたり，明らかにしたりするには非常に時間がかかると述べている．ベナーの業績は，文脈に関係なく記述される理想的な理論ではなく，看護は実際どのようなものであり，何をなすのかを文脈のなかでとらえようとした看護実践の構想であり，その業績が世界的に認められた著名な看護学研究者である．

　ベナーは世界各地に招かれて，研究結果をもとに講義やワークショップを行っており，日本においても各地での講演を通して，既に多くの看護職者にその理論が理解され，臨床現場や教育の場で活用されている．そこで示された看護実践の現象は，現実の看護実践に潜む卓越性について生き生きとした見本を示してくれ，それが多くのナースの共感を生んでいる．

1 理論開発の源泉

　1984年に出版された『From Novice to Expert；Excellence and Power in Clinical Nursing Practice』は，世界各国で翻訳され，多くの支持者を得ている．同書[1]の冒頭で強調されている

ことは，臨床看護実践に内在する知識への着目である．それまで，実践的知識と理論的知識の違いが明確には理解されていなかったため，それぞれの専門分野の臨床で経験を積むことで得る知識について系統的に観察し記録してこなかった．そのため，すぐれた臨床看護実践に内在する知識の独自性や豊富さを，看護理論に組み入れることができなかったのである．ここに着目したことがベナーの理論開発の源泉である．

　実践分野における知識には，理論をもとにした科学的な発見を通して拡大される実践知識と，実践分野における臨床経験を通して得られた既存のノウハウを記録することで得られる実践知識とがある．ベナーは，臨床看護実践に内在する知識を明らかにするために，ナラティブの使用を推奨している．臨床状況は常に理論的説明より多様であり，複雑であり，その臨床実践が卓越性の概念を生む．

　ベナーは，チェスプレイヤーと航空パイロットに関する調査をもとに開発したドレイファスの技能習得モデルを臨床看護実践に応用した．専門的技能を得るための必要条件として「経験」をあげている．

　例えば，新人が慎重かつ分析的な問題解決という初歩的な手法に頼らざるを得ないのに比し，達人看護師は，過去に経験した具体的な状況をパラダイム（模範，実例）として用いるので，見当違いの可能性をあれこれ考えるといった無駄をせずに適切な問題領域に対応できる．それらの経験的な根拠は，理論的な定理や分析的方法を用いたからといって得られるものでもないが，臨床的ノウハウ（優れた看護実践の意図，予期，意義，成果）は，実際の業務を解釈して記述することでとらえることができるとしている．そこには，ハイデッガーの人間に関する現象学的記述が参照されている．

❷ 主要な用語

(1) 臨床看護実践における熟達度

　ベナーは，看護師および看護実践との対話に基づいた解釈的記述研究から，ドレイファスの5つの能力段階を活用して，臨床の看護実践における5つの熟達レベルを明らかにした（表）．このレベルとは，初心者，新人，一人前，中堅および達人であり，個々の看護師もしくは小グループのインタビューと観察から導いたもので，看護師の言葉を用いて記述している[1]．

(2) 実践知（Practical Knowledge）

　実践知とは，技能を習慣的に使い実践に従事しながら得られた知識である[3]．看護師は，固有の場と時間を共にしながら対象にかかわることを通して，多様な実践上の問題を体験し，それらに対処するための能力を獲得していく．特に，内省的吟味はその経験からの学びを深め，実践知の蓄積を可能にする．

(3) 範例（Paradigm Case）

　人が将来の臨床状況を認識し，理解する方法を強化したり，変化させたりするような臨床上の

■表　5つの熟達レベル　　　　　　　　　　　　　　　　　　　　　　　　（文献1）参照し作成）

第1段階：初心者レベル（Novice）
実践経験がないため，客観的で測定可能な，患者の状態を表す指標（バイタルサイン，摂取量，排泄量，等）で状況を知り，原則に従って行動するレベルである．臨床経験がなくとも理解でき，状況の前後関係を必要としない原則を学ぶ．原則は，実際の状況で何を最優先すべきか教えてくれるわけではないので，原則に従うことは，かえって実践を成功させる妨げになる場合もある．

第2段階：新人レベル（Advanced Beginner）
「繰り返し生じる重要な状況要素（状況の局面）」に気づく，あるいは指導者に指摘されて気づくことができる程度に，状況を経験したレベルである．初心者が学んで利用する手順リストとは対照的に，経験によってのみ認識できる特徴的な局面に基づいて優先順位を決めることを学ぶ時期である．

第3段階：一人前レベル（Competent）
似たような状況で2，3年働いたことのある看護師の典型のレベルで，中堅レベルの看護師のようなスピードと柔軟性には欠けるが，自分はある技能レベルに達しているという自信と，臨床での不測の事態に対応し，管理する能力をもつ．意識的に立てた長期の目標や計画を踏まえて自分の看護実践をとらえ始める時期で，効率の向上が図られる．

第4段階：中堅レベル（Proficient）
状況を局面の視点ではなく全体として捉え，実践には格率を指針として用いるレベルである．多くの属性と局面のなかから重要なものを見分ける大局観があるので，考慮する選択肢を少数に絞り，問題の核心部分に焦点を当てられる．状況の背景への深い理解で，その状況を直感的に把握する．

第5段階：達人レベル（Expert）
膨大な経験を積んでおり，状況全体の深い理解に基づいて行動するレベルである．自分の状況把握を適切な行動に結びつけるのに，分析的な原則（規則，ガイドライン，格率）には頼らず，一つ一つの状況を直感的に把握して正確な問題領域に的を絞る．非常にすばらしい臨床判断をたびたび下し，複雑な臨床状況に見事に対処しているため，その実践は，看護師仲間や患者の目から明らかである．

エピソード．こういった顕著な具体的事例は看護師の心に深く刻まれ，現在行っている看護実践を照合する対象となる．

(4) ナラティブ（Narrative）

物語的・歴史的な思考の形式[2]．臨床実践の知識を獲得して理解するための一つの方法であり，実践に関するナラティブは，経験学習から得られる臨床的な思考・知識とともに，その実践の本質・内容を明らかにする．実践者にとってナラティブは，自分の実践を理解するための資源であり，同僚の臨床知識を理解し共有するための資源である．組織にとっては，システム的な問題が明確になり，実践を強化する要素や阻害する要素が浮き彫りになる．

❸ 臨床看護実践の熟達度の活用

ベナー看護論は米国でもさまざまに活用されており，その一つに腎臓病看護認定協会（Nephrology Nursing Certification Commission）の専門看護師としての認定がある．初心者（Novice）から達人（Expert）までの5つの臨床看護実践レベルを専門性の発展に活用し，透析領域にお

ける一人前（Competent）レベルの看護師を透析認定看護師（Certified Dialysis Nurse），また腎臓病専門看護師として中堅（Proficient）レベル以上の看護師をCNN（Certified Nephrology Nurse）と認定している．このように専門分野における看護実践の習熟度を示す指標として活用している．

　日本においては，ベナー看護論の技能習得段階モデルを基本理念として開発された聖路加国際病院のキャリア開発ラダーが，看護管理面での活用例として，その実績をもつ．キャリア開発ラダーは，看護師の臨床実践能力評価のツールであるクリニカルラダーの見直しとして始まり，ベナー看護論の初心者から達人への技能習得モデルから，経験の価値を再認識し，事例を通してフィードバックすることの重要性と価値を活かして開発されたものである．

　特にベナー看護論のエッセンスが表現されている部分として次の内容があげられる．

　キャリア開発ラダーは，①看護実践のなかに含まれている多くの知識を「臨床的知識」に発展させ，言葉で表現できるようになること，②対象にとって，否定的な場面や肯定的な場面をフォーマルな方法で紹介し，それを被評価者がどう受け止めたか，どう感じたかを出し合い，共通の価値や意味を確認し，看護師（もしくは看護助手）としての考え方や哲学を育む，③現場で看護師が段階を踏みながら成長していくことを認識し，経験の差を認めながら，一人ひとりのもつ能力を活用し，チームとして質の高い看護を実践することを意図している[4]．

　スタッフを対象とした臨床実践能力評価では第1段階から第4段階へ順にステップアップしていく構造になっており，看護実践を通して得る知識・技術を段階的にレベルアップさせていく個人の「キャリア開発」のモデルとして位置づけられている．評価対象者は，新入職員，部署異動を予定している職員，昇格対象者，および2回目以降は，希望した職員とし，評価メンバーの構成は，被評価者と被評価者が依頼したメンバー2名（先輩・同僚・後輩）とそのセクションの師長または副師長，看護管理室の代表1名としている．実際にこのキャリア開発ラダーシステム導入後，実施者に対して行ったアンケート結果から，「事例を書く作業は，臨床経験の振り返りに役立った」や「レビューを行うことで，自分自身に変化が生じた」等の回答が7割を超えており，おおむね効果的であったことが報告されている．

　このようなキャリア開発へのベナー看護論の活用は，臨床看護実践の熟達度の差異を示すことによってキャリア形成を可能とし，また，自らの経験を記述することによって臨床的知識を表現し，その過程で共通の意味や価値を育み，チームとしてのパワーを高めていくという意義がある．

④ 病棟全体で取り組む臨床研究に活用して

　次に筆者がある中規模病院の看護部と行った，ベナー看護論を活用した共同研究について述べる．目的は看護研究として始めたものであるが，結果的には臨床看護実践の質向上につながる可能性が示唆されたので，看護管理分野での活用例としてここに述べる．

　約100名の看護職員がいる病院の看護部の臨床看護研究に，筆者は共同研究者として加わった．慢性疾患患者の自己管理を支える看護システムの構築と題する研究で，病院の全病棟師長が研究メンバーとなり，1年間取り組んだ[5]．筆者は研究進行にあたってのアドバイザー的役割を取り，

月1回メンバーとの打合せ会をもった．研究方法として，各病棟の看護師個々にこれまでに実施した慢性疾患患者の自己管理指導体験ケースのなかから印象に残っているケースを取り上げて記述してもらい，それを収集して，分析した．記載対象は，自らが自己管理指導を実施した慢性疾患患者のケースで，患者の反応や自分の思い，判断などを状況とともに物語風に記録することとし，従来の看護過程にとらわれない主観的な記述とした．その結果104例のケースが集まった．

この研究は，看護部が全員で取り組んだ研究としての意義が大きかった．研究メンバーである看護師長はもとより，病棟の看護スタッフ全員が，自ら体験した看護実践を記述し，病棟の皆で取り組むことで，病棟で自分たちはどういう看護をしたいのか，やっていきたいのかを話し合う機会が増加した．各病棟師長は研究データとなる自己管理指導体験ケースを収集するために，個々のスタッフに働きかけ，スタッフが提出するケースについて，その記述内容を吟味し，何度かの書き直しを要求した．その過程で，師長達はスタッフの看護実践を熟考し，自らの看護観ともすり合わせつつ，自らの病棟で展開される看護実践の質を吟味することとなった．一方，個々の看護スタッフは，自分の実践を振り返り，記述することで，自己の思いや患者の言動の意味に気づき，改めて看護を問いなおす機会となった．本研究に参加した看護師たちは「こんなに深く自分の『看護』を考えたことはなかった」と言い，なかなかケースを提出しない看護師に師長がその理由を問うと，『看護』していないのではないかと気づいたと語ったという．この研究プロセスについて師長は「『看護』を意識化させる作業をしている」と実感したという．このように，臨床看護実践のナラティブを活用したこの度の臨床研究は，前述した聖路加国際病院のキャリアラダー実施者へのアンケート結果にみられた効果と同様の効果が得られていた．

最終的な目的であった，看護システムの構築までは時間の関係で十分に取り組むことができなかったが，それにつながる示唆を次のように得た[6]．

1. 症状や治療の変化を患者が受け入れがたく対処できない時に，看護師は援助の必要性を感じていた．
2. 患者の反応（変化）からとらえた看護師の関わりの性質及びその関わりに影響している要因から，
　1) 日替わりでない担当看護師の責任を負荷することによって，慢性疾患患者の自己管理能力を向上させる関わりができる
　2) 慢性疾患患者は経過が長いことから，看護師は指導する時に負担を感じている一方で，関わりを通して看護師の成長につながり，仕事への満足度が高まる
　3) 先輩看護師の「臨床の知」を共有することは，患者との関わり方において新人看護師や他の看護師に教育的示唆を与え，重要である
　4) 看護師のストレス等の対策として看護師の情緒的サポートができるスーパーバイザーの育成が課題である

この研究に取り組むプロセスの中で，師長達はキーワードとなる「自己管理」の概念を文献検討し，「看護とは」「人間とは」の追究に至り，何時間もの意見交換を経て，自らの看護観を意識

化していった．そして自らの病棟のスタッフ達の看護実践の内容と各スタッフの熟達度を認識する機会となった．

　ベナー看護論は，個々の経験した看護実践・事象に光をあてることが最大の特徴である．この理論をベースにした展開では，看護実践の奥深い魅力を認識し，「看護すること」が好きになる．そして，看護部，看護師長，看護スタッフが，個々の看護師の個々の体験を共有することを通して，システム的な問題が明確になり，実践を強化する要素や阻害する要素が浮き彫りになる．このようにベナー看護論は，臨床看護実践の質向上に看護管理の立場から活用できるという点で意義深い．

■ 文献
1) Benner, P. 著：From Novice to Expert；Excellence and Power in Clinical Nursing Practice：ベナー看護論：達人ナースの卓越性とパワー，1984 年（井部俊子監訳，1992，新訳版，2005 年，医学書院）
2) パトリシア・ベナー，早野真佐子訳：エキスパートナースとの対話—ベナー看護論・ナラティブス・看護倫理．照林社，2004.
3) Benner, P. et al：Clinical Wisdom and Intervention in Critical Care.（井上智子監訳：ベナー　看護ケアの臨床知—行動しつつ考えること，医学書院，2005.
4) 井部俊子，吉川久美子，佐藤エキ子：聖路加国際病院の「キャリア開発ラダー」—その変遷と意義—．看護展望，26(7)：17-27，2001.
5) 正木治恵：看護実践と教育・研究の確立．Quality Nursing, 6(6)：26-29，2000.
6) 澤和子，他：平成 10 年度国立病院治療共同研究（臨床看護研究）報告　慢性疾患患者の自己管理を支える看護システムの構築，1999.

第2章 看護実践と理論活用の実際
2）看護管理に看護理論を活用する
2. トラベルビー：人間対人間の関係を築けるようなスタッフを育成する

① はじめに—これは看護師の責任だろうか

　トラベルビー（Joyce Travelbee）の看護理論は，「看護の目的は，病気や困難の体験を予防したり，あるいは，それに立ち向かうように，そして必要なときにはいつでも，それらの体験の中に意味を見つけ出すように，個人や家族，あるいは地域社会を援助することである」[1]という定義を基盤として展開される理論であり，この目的を達成するための手段として，「人間対人間の関係」確立の過程を私たちに示すものである．

　ところで，スタッフの中には，トラベルビーの掲げるような目的は看護師の責任ではないと考える人がいるかもしれない．例えば，業務をこなすのに精一杯で，体験の中に意味を見出すなどとても無理という考え方は当然あるように思える．また，経営や効率を考えなければならない看護管理者（以下，管理者）であれば，病気や苦難の意味を見出すことまで援助することは必要であるとはいえ，主要な看護の働きではないと考えることはあるかもしれない．

　管理者の仕事は「もっとも有効で可能なケアを患者および家族の人々に与えるために，計画し，組織化し，指示を与え，そして入手できる財政的，物質的，人的資源を統制すること」[2]であるが，管理者が「もっとも有効で可能なケア」をどのようにとらえるかによって，この働きはまったく違ったものになってくる．

　これに対し，トラベルビーは，「看護師が，もしこのもっとも困難な分野を無視するならば，自分は『全人的看護ケア』を与えていると仮定できるだろうか」[3]と私たちに問いかけている．管理者の看護観は，病院・病棟の風土を決めるものである．しかしながら，管理者がどのような看護観をもつにせよ，病気と共に生きる人にとって，病いが，苦難，自制，犠牲，痛みを強いることに変わりはない．そのことによって，世話を受けるその人自身がすでに生きる希望を失っているのであれば，病気や苦難に立ち向かえるよう看護師が看護しなければ誰がそれを支えるだろうか．

　「あらゆる人が負っている任務というものは，誰一人として責任を感じないというのが，不幸にも真実なのである．すべての保健医療従事者が引き受ける任務は誰も実行しない任務になってしまう」，「……看護師は，必要な援助を受けている個人に対して，究極的に責任がある」[4]これが，この問いに対するトラベルビーの答えである．

ここでは，以上のようなトラベルビーの前提に同意をした管理者へ向けて，「人間対人間の関係」を築けるようなスタッフを育成するために，「人間対人間の関係」の5つの位相をたよりにしながら，管理者のできることを考えてみたい．

② スタッフの希望を支える

5つの位相は，患者と看護師の「希望」によって進む過程である．トラベルビーは「病人が病気や苦難の圧迫に立ち向かうために希望を体験するよう病人を援助することは看護師の役割である」[5]としている．トラベルビーの理論には，管理者に向けてあえて何かを述べた部分はないが，このような記述をスタッフと管理者の関係に置き換えて考えてみることができる．

例えば，スタッフが，なぜ今そこで「仕事」を続けているかといえば，日々の不満や困難がいろいろあるとはいえ，基本的には希望の可能性を信じているからだといえる．

希望は「信頼」と「選択」に関係している[6]．他者は，求めたときには何かしら助けてくれるものだと思えたり，自分たちに選択の権利があると知ることは，希望につながっている．

「信頼」は，他者への依存に関係している[7]．それは，本当に困ったときには助けてもらえると無条件に思える感覚であり，働くための基底である．同時にこの感覚は，その人に「所属感」をもたらすものである．共通の目標を目指して安心して働ける仲間の存在はスタッフの希望を支えている．

一方「選択」は自律と自由の感覚であり，トラベルビーは次のようにも述べている．「自己決定の感覚は，おそらくいかなる他の要因以上に人間の持つ自由や自律の感覚の主要な源泉である」[8]具体的には，意見を求められたり，相談される，話し合いの場がある，決定の過程が示されるといった経験から感覚されるものである．これは，貢献感へもつながる．

このように「信頼」と「選択」は，他者に安心して依存し，自身の自律を保障されることであり，自分自身は価値ある存在であるという感覚そのものである．

人間対人間の関係の確立は，看護師や患者といったステレオタイプを超える行為であり，管理者がスタッフの希望を支えることは，スタッフ自身の勇気や忍耐の源となる．

③ 他者への関心を開く

患者と看護師の最初の出会いとなる「初期の出会いの位相」，それに続く「同一性の出現の位相」が，まずそのステレオタイプを越えて個人としての出会いができるかどうかの決め手の段階となる．

そのための必要な能力としてトラベルビーは「個人に注意を集中する能力」，「他人の独自性を知覚し反応する能力」をあげ，「この能力無しには，コミュニケーションの技能を伸ばすことも改善することもできない」[9]という．

考えてみればそれは当然のことである．看護の場において何のためにコミュニケーションするかといえば，患者の看護上のニードを知りケアするためであるから，「患者さんのニードをわか

りたい」といった，他者への注意や関心がまず基本になければ，コミュニケーションをとる必要さえ生じないことになる．

　このような能力の発達を妨げるものとして，トラベルビーは，3つのことを指摘している．1つ目は，異なった価値観や信念をもつ人がいるということを思いもしない．2つ目は，他人の才能をうらやましく思い，他人の才能が自分を脅かすと感じる．3つ目は，「他人への興味の欠如」[10]である．

　それでは，これらに対して，何か打つ手はあるだろうか．

　1つ目は，自分自身や他者の価値，信念を知ろうとすること，2つ目は，自分が他者に対して抱いている感情に気づくこと，そして3つ目として自分自身が認められ，大切にされていると思えることが必要になるだろう．

　そのために，管理者としては次のようなことができるかもしれない．

　もちろん個別の対応もあるだろうが，同時に毎日の病棟カンファレンスや定期的に開かれるケース検討会などは，このよい機会と捉えなおすことができる．スタッフがお互い意見を交わすことによって，1つの現象に対してさまざまな見方，考え方があるのを知り，そのことによって自分の見方，考え方の特徴を知るよい機会となっているのではないだろうか．

　また，そのような機会に，人から問われることで，自分の関心や注意がどこにあったか，その人について自分は何を知り，何を把握していなかったか，それはなぜなのかといったことから自分の傾向がはっきりしたり，知らなかった自分を知ることになる．自分自身にとって当たり前なことは，自分ひとりでは気づくことが難しく，他者の存在は欠かせないものである．

　ところで，このような話し合いは，時に自分の至らなさを他者から責められる体験ともなりかねない．このあたりは，普段からの病棟の雰囲気が反映してくるところであり，スタッフに管理者が実際のところは何を大事にしていると伝わっているかが如実に表れることになる．つまり，1つ目の「自分や他者の価値や信念」を知ったり，2つ目の「自分の感情」に気づくことが可能となるためには，3つ目の「認められ大切にされている感覚」が感じられるような病棟の風土であるかどうかということが問われる．病棟の一スタッフとしてではなく，その人自身も，その人なりの希望や，悩みを抱える個人として対峙してもらえているという感覚があるかどうか，自己のありのままの感情や考えを話せる仲間であると感じられているかどうかである．

　人間対人間の関係において，まず自分の知覚を認識すること．それをトラベルビーは出発点においている．トラベルビーは，ネガティブな側面も含めて，ありのままの自分の捉え方を自覚できる機会が次の位相へいくためにまず必要だといっているのであり，それは，上述したような守られた環境のなかで可能となるといえる．

❹ 共感の力の拡大

　自分自身を超えることが先の位相から次の位相へ向かうためのぎりぎりの資格である．それは，自分の知覚を知りそこから離れ，他者の知覚を知ろうとする姿勢と能力を指していて，これが，次の位相，「共感の位相」へと連動していく．

共感は，人間対人間の関係の第3の位相に関わる能力であり，きわめて知的で，意識的な努力によって可能となるプロセスである．トラベルビーは，この共感の能力の必要条件として2つのことをあげている．

　1つは「類似性」である．共感は類似性に依存している．これは，二人の人間のあいだに似たような背景や経験がなければ，共感することは非常に困難であるということを意味している．トラベルビーは「訪れたこともない国を描写しようと試みるようなもの」[11]と比喩している．多くの経験の蓄積をもつ管理者は，病む人に対し，「類似性」をたくさんもっているといえるし，経験の未熟なスタッフほど「類似性」は少なく，共感することが困難な状況にあるといえる．しかし，うれしいことに，トラベルビーは，共感能力は養うことができるといい，その能力の教育について付章を設けて言及している[12]．

　そこでは，類似性が少なくても，人間としての共通した基本的ニードという類似性を手がかりとして，さまざまな読書によって，人間行動について人は多くを学びうるとしている．管理者ならば何も本に頼らずとも，自らの引き出しの中に豊富にある実話を多く伝えることができるだろう．そのようにして得られた人間行動についての理解や知識を，今度は現実の場面のなかへ，いかにわかりやすく活かしていくかもまた，管理者の工夫のしどころである．

　必要条件の2つ目は，「他人を理解したい願望」である．類似性を見出し，相手を知的に理解する過程を支えるものは，「他人を理解したい願望」である．この願望は，看護師自身が「他人から理解される」という経験によって，また類似性によって際立つ差異性への関心によって，もたらされるように思う．

　この共感の位相には，以上のような類似性の発掘とそのための努力に加えて，「受容」という重要な概念が含まれている．

　トラベルビーは，受容は「他人が自分と違っていることを許すこと」を求めるとし，「共感しても受容ということが生じなければ，次の位相に移ることはできない」[13]と述べている．

　自分と異なる価値・信念の人を許すことを可能にするもの，それは，自分の価値が尊重される体験と，価値が異なっていても「患者のニードを満たす」という同じ看護目標に向かって共にできることを話し合い，少しでも目標を達成するために労を惜しまない管理者をはじめとする同僚の姿勢を知ることによって可能になるだろう．

　ここでトラベルビーは，「他人について判断しない」という態度を有している人をさりげなく批判している．人間はすべて他人の行動を判断しがちなのだから，無判断的態度というのは1つの神話であるとし，逆に自分自身がどのような価値判断をしているかを自覚し，その上で患者へ何ができるかを決めることが大事であると説いている．

　「共感の力の拡大」のためには類似性を見出していくような教育が必要になる．とはいえ，ここでも，それを支えるものとして，スタッフが自分自身のありように気づき，かつ，お互いを尊重し，違いを認めながらも協働しようという風土が基盤として必要であることはいうまでもない．

5 関与（involvement）への志向

　共感の位相を乗り越えた次の位相は「同感の位相」である．ここでは，共感に加え，苦悩をやわらげたいという衝動や願望[14]が伴う．看護過程でいえば，共感は，アセスメントまでして満足する人であり，同感はさらにケアすることを願う人のことである．

　この同感の位相のキーワードは関与である．トラベルビーのいう関与はinvolvement（巻き込まれること）であって，単なる参加（participation）ではない．トラベルビーは次のように表現している．

　「同感するとは自己の一部を他人に与えることであり，与えかつ分かち合うなかで傷つきやすくもなる．……（中略）……深く個人的に入り込み，分かち合い，自己を与えることは，自己をゆだねる衝撃や，このことに含まれる一切の衝撃に人をさらすのである」[15]

　関与することは傷つくかもしれないことを承知の上で，なお関わろうとすることである．「関与がなければ，病人を知ることは不可能．関与するようにならない看護師というのは，「看護者－患者」間の距離を置き続けて，そして非人間的な機械的なやり方で行動する」とトラベルビーは言う．

　同感の有害な影響について，時に管理者は反論しなければならないときがあるかもしれない．「入院があまりにも安楽で不安がないとすれば，その人は退行し，よくなることをまったく望まないだろう」[16]といわれることへの反論である．これについてトラベルビーは「いまだかつて，親切と同感が元で堕落したような人はいない」と反論している．

　人は誰でも傷つきたくないので，関与することは勇気がいる．まして援助について確かな見通しや確信がない新人スタッフにしてみればなおさらである．このような不確かさを超えて，それでも関与していこうとするときに，支えとなるものは一体何だろうか．

　トラベルビーは「病人との関係の中で，現に考え感じていることを知り，また同時に，看護場面で達成すべき目標を理解することが，この未成熟なタイプの情緒的関与に立ち向かう最善の盾である」[17]という．このことは，別の側面から見れば，看護師自身へ，本当に患者の苦痛を和らげたいと思っているかを自らに問うこと，もしそう思っていないのであれば，看護の目標を実現することも無理であることを述べているように読める．

　これは自分に向き合う厳しい過程だといえる．だからこそ仲間の支えが必要となる．同感の位相の中で，トラベルビーが「基本的に重要なのは看護師は，自分が現に感じ体験しているのが何であるかを十分に気づくことである」としながらも，同時に「孤立の雰囲気のなかで同感は影響を及ぼすことはできない」[18]と述べていることの所以であろう．

　したがって，この厳しく勇気のいる同感の位相を乗り切るために必要な管理者の仕事は，個々に自分と向き合う作業を営みながら，共にケアに専心し，そしてまた，そのことによって満足を感じるような士気を持った看護集団を作るという仕事である．

　「病人を人間として知ろうとするためには，病人と一緒に時を過ごすべきであると知っているような看護師でも，もし同僚がこうした活動に従事しないで，それを重要にも考えていないこと

を目撃したならばやはりそうはしないだろう．病人との関係の確立を願っている若い卒業生も先輩仲間からの圧力があるために，それをしないかもしれない．また，看護師は，雇い主に借りを返すようなやり方で義務を負っている活動だけを実行するかも知れない．[19]」とトラベルビーは述べている．人間対人間の関係は，1対1の人間関係を扱っているようでいて，それは決して個人の力で成り立つような関係ではない．個々の関係を支える全体としての人間対人間の関係の成熟があってこそ可能となるとトラベルビーは述べているのである．管理者はそのためのまさに起点である．

❻ 人間対人間の関係を生きる─看護管理者の治療的な自己利用

　トラベルビーの理論では「治療的な自己利用」ということが必須となる．トラベルビーはこれを端的に関わり（commitment）と是認（affirmation）[20]だと言い切っている．

　これを管理者について考えてみるならば，「是認」とは，管理者が，自分自身も含めてどのような現実であれ，それが現実であるとしてありのままを認めることを意味している．管理者といえども完璧ではない．「人間対人間の関係」を築く過程では，あえて苦言を呈さなくてはならず，スタッフからこころを閉ざされることもある．孤立を体験することは，たびたびだろう．そのような現実を是認し，耐えるのは苦しく覚悟のいるものである．しかしながら，そのような現実を認め，そこに意味を見出すことは，管理者の行う治療的な自己利用だといえる．

　一方「関わり」とは，厳しい現実に対して，「是認」だけで終わるのでなく，積極的に推論し次への変化を起こすことを意味していると考えられる．変化を起こすことは，新たな困難を生むことである．そして，そのことによって，また，新たな意味を見出す探求がはじまる．そのような終わりのない連続性の中に居続け，変化を起こし続けることが管理者の治療的な自己利用である．管理者とは，人間対人間の関係を1対1から，波紋のように広げていく変革者であろうとすることでもある．

　「看護の未来がどのように書かれるかは，今日のわれわれの活動にかかっている」とトラベルビーは言う．トラベルビーが一貫して「苦難の中に意味を見出すということ」を看護の中心とした姿勢はここにも貫かれている．すなわち，人間は意味づける存在であり，今この状況にどう関わるかを私たちは選択できるのだということを伝えているように思う．苦難の中に意味を見出すということは，それが自分に生じたときにたやすいことではないことがわかるだろう．意味を見出すことの意義は，結局は現実を自己に引き受けて，自分の未来を切り開いていくためのものである．多くの経験を経てきた管理者だからこそ，さまざまな病いや苦難の中に意味を見出してきただろう．そのかけがえのない経験の蓄積をスタッフのために，そして自分自身のために活用できるのである．

■ 文献
1) Travelbee J：Interpersonal Aspects of Nursing. F.A. Davis Company, 1971. 長谷川浩, 藤枝知子訳：トラベルビー　人間対人間の看護, pp18-19. 医学書院, 1974.

2) アン・ギリース，矢野正子訳：看護管理　システムアプローチ，へるす出版，p1，1998.
3) 前掲書1），p236.
4) 前掲書1），p236.
5) 前掲書1），p110.
6) 前掲書1），p120.
7) 前掲書1），p112.
8) 前掲書1），p113.
9) 前掲書1），p152.
10) 前掲書1），pp197-199.
11) 前掲書1），p203.
12) 前掲書1），pp309-316.
13) 前掲書1），p209.
14) 前掲書1），p209.
15) 前掲書1），p217.
16) 前掲書1），p220.
17) 前掲書1），p217.
18) 前掲書1），p216.
19) 前掲書1），p178.
20) 前掲書1），p25.

第2章 看護実践と理論活用の実際
2）看護管理に看護理論を活用する
3. ワトソン：看護管理者の理念の形成と看護理論

　ワトソン（Jean Watson）は看護学士，精神保健修士，教育心理学博士それぞれの学位を有し，ヒューマンケアリングに関する研究を学際的に推進した．看護学部長時代は，大学院教育を推進し，また大学病院看護部長として7年間勤務するなど，病院の経営管理に関しても経験が豊富である[1) p153]．

　1970〜1990年にかけての米国では，医療の進歩とともに，医療システムの問題が顕在化した．治療行程の標準化がすすめられ，病院は忙しさを増し，看護師不足の問題も大きくなっていった．また同時に医療費の増大に対してさまざまな規制がかかるようになり，ヒューマンケアの価値が低下しつつあった．このような時代に，ワトソンはヒューマンケアを保持し向上させることは，社会での人間疎外が進行する今日の看護にとって必要不可欠なことであると主張した[2) p37]．

　またワトソンは，「看護が社会に貢献できるようになるためには，看護教育及び医療サービスを提供するシステムの両方の基礎に，人間中心の価値観とケアを受ける人間にとって良いことかどうかという点への配慮をとらえなければならない」と，医療システムにおける看護の責任について述べている[2) p43]．つまり，医療の進歩と急激なシステム化に伴って，患者も看護師も人間としてというよりもシステムの要素としてとらえられる傾向が強くなっていった官僚主義的な時代背景に対抗してヒューマンケアを達成するケアリングという看護の価値を主張した．

　ワトソンが看護の本質はケアリングであるという哲学的前提を明確に打ち出し，看護を倫理的な側面から説明したことは，その後の看護理論，実践，教育，研究の発展に大きな影響を与えた．

① ケアリングの哲学

　ワトソンは，看護が目指すものは，人間性を守り，高め，維持して，内面の調和を保ち，治癒力を保持できるようにすることであると述べた[2) p24]．そして，看護師という存在を利他主義的で，自分と他人の感受性，人間の生と命への愛と信頼の価値体系を有する存在として説明し，倫理的な存在であると定義している[2) p75]．また患者と看護師の関係性に価値を置き，トランスパーソナルな関係という発想を生んだ．

　トランスパーソナルなケアのありようを決定する条件として，ワトソンは以下の5点を挙げている[2) p93]．

　①人間の尊厳を守り高めようとする道徳的熱意

②相手（患者）にとって主観的に重要と思われた価値を強化しようとする看護師の意図および意志

③相手の内面の状態とフィーリングを実感でき，理解できる看護師の能力

④世界内存在という相手の心身のありようを見極め，理解することができ，相手と一体感を持てる看護師の能力

⑤看護師自身の生活史

すなわちトランスパーソナルなケアを提供する側の看護師の熱意や意志，感情，共感性，看護師の生活史が患者とのトランスパーソナルなケア関係を構築する条件である．看護するために，看護師は「自分」を丸ごと使うことであり，看護師がケアに対して，本気になり，誠実になればなるほどトランスパーソナルなケアの程度が高まる[2] p93 とワトソンは述べている．

トランスパーソナルな関係性の価値に基づいたケアの進め方が，10のケア因子（表）として提示された．これがワトソンのいう，ケアリングの科学を支える哲学的基盤であり，看護師はこれらの10因子を促進するだけでなく，さらに予防的活動を通して健康を促進し，成長を促していく責任があると述べている．

①人間主義的—利他的な価値観の形成
②誠心誠意—希望の吹き入れ
③自己および他者に対する感受性の育成
④援助—信頼関係の発展
⑤肯定的感情表出と否定的感情表出の促進と受容
⑥科学的問題解決法を体系的に活用しての意思決定
⑦対人的な教授—学習の促進
⑧心的，物理的，社会文化的，スピリチュアルな環境からの支持，保護，強制の提供
⑨人間的なニーズの充足への援助
⑩実存的，現象学的な力の受け入れ

■表　10のケア因子

1	人間主義的—利他的な価値観の形成
2	誠心誠意—希望の吹き入れ
3	自己（セルフ）および他社に対する感受性の育成
4	援助—信頼関係の発展
5	肯定的感情表出と否定的感情表出の促進と受容
6	科学的問題解決法を体系的に活用しての意思決定
7	対人的な教授—学習の促進
8	心的・物理的・社会文化的・スピリチュアルな環境からの支持・保護・矯正の提供
9	人間的なニーズへの援助
10	実存的，現象学的な力の受け入れ

アン・マリナー・トメイ，マーサ・レイラ・アリグッド：看護理論化とその業績　第3版．医学書院，157-158, 2004.

そして，ワトソンは看護におけるケアの価値について，「ケアの理念と価値は，そこに存在する物事といったものではなく，出発点とかスタンスとか態度とかいったものであって，やがて意思や，ねらい，熱意など，具体的な行為を起こす際に意識的に行われる判断といったものになるべきものである」と述べている．

さて，このような看護におけるケアの価値を看護管理者が具現化していくことについて，具体例を提示したい．

② ケアリング哲学の実践としての看護管理

(1) 事例：身体拘束をすることが当たり前だった病院の風土を変える

医療法人立の総合病院，10：1の看護体制をとっている．350床で診療科は，内科2病棟，外科2病棟，整形外科病棟，神経内科病棟，小児科病棟などを有している．病床利用率84.3%，入院患者の60%を65歳以上の高齢者が占め，医療福祉介護の連携不足によるいわゆる退院困難な事例も多い．職員の平均年齢は42歳，師長は8人全員が50歳以上である．

佐伯（仮名）は近隣の大学病院から，看護部長としてこの病院に赴任してきた．病院の経営体制の変更に伴い，新理事長から看護の質の改善を求められている．

就任して2週間経過した．看護部への報告から，身体拘束が非常に多いことが気になった．各病棟に必ず2人か3人は体幹の拘束を行われている患者がいる．点滴が実施される高齢者に対してミトンで手指を固定することが暗黙のルールとなっており，4点柵も標準的に使用されていた．

佐伯は病棟をラウンドするごとに違和感が大きくなっていった．動ける患者であっても車いすに安全ベルトで縛られ，ベッド上でもセンサーマットやベッドセンサーで監視されたりしている人が多く，行動の自由を奪われている．なによりも病棟で働いている看護師の表情が気になった．淡々と，あるいは機嫌が悪そうに，患者に接していた．すぐに「だめです」「○○しないでください」と他者の行動を制限するような言葉かけが行われていた．また看護師間には相談しあう，支援しあうといった関係性が見られず，生き生きと働く様子がみられない．

佐伯には，「看護は患者の人間性を守り，内面の調和を保つことで治癒力を促進することであり，看護師は倫理的な存在であるべきだ」という強い信念があった．そして，「患者の人間性を守り尊厳あるケアを行っている看護師は，看護することの喜びに満ちているはずではないか」，「看護師は自分の価値に反して，患者の行動の自律を尊重せず，身体拘束という行動規制をかけているから，看護によって患者が良い方向に変化するという体験を得られず，看護の喜びを感じることができないでいるのではないか」，「看護師自身がヒューマンケアを追求できるようにしていきたい」と佐伯は考えた．

理事長の指令だからではなく，「看護師が看護をしていない状況を断固として拒否し，本来看護師に備わっているケアリングの力を発揮する」ということが佐伯の果たすべき責務であると自覚した．そして，佐伯は看護におけるケアの価値を組織に浸透させていくという決断をした．

そのために，佐伯は，①師長，スタッフへのケア，②患者・家族へのケア，③違和感と看護の理想の共有，④倫理的な判断と行動の知識を共有するための倫理カンファレンス，⑤身体拘束に

関する組織としての合意形成と実行を計画した．

❶ 師長・スタッフへのケア

　佐伯は，師長一人一人に対して「なぜうちの病院の看護師は高齢者をしばるのか」について，教えてほしいと面接を行った．「転倒とチューブ類の自己抜去を防止したいのでしばっている」「一度縛ると，解除の判断も難しい，身体拘束を外して，事故が起きたらその責任は誰がとるのかと考え，夜間はこのままにしておこうと思う」「認知機能が悪いと予想外の行動をとり，他の患者にも迷惑がかかるため縛っている」「病棟の事故で責任を追及されるのは師長である．医師にも嫌な顔をされる」「身体拘束をすることはよいことだとは思わないが，このままやり続けざるを得ないなら，しっかりとした縛り方を学習したい」という意見が聞かれた．

　これまで行われてきた安全対策により看護師長はとにかく事故を生じさせるのは看護師の責任だから，転倒と自己抜去を防ぐためには行動を制限するしかないと考えてきたことがわかった．

　また何人かの中堅スタッフに話を聴くと「縛りたくはないが，事故が起きたときに，痛い思いをするのは患者」「患者や家族にこの拘束をとってくれと言われるとつらいが，みんなで決めてやっていることなので自分だけ違う対応はできない」ということだった．このように佐伯が師長と看護師に身体拘束に関して本音でどう考え感じているかを聞いたことは，10のケア因子のうちの，「肯定的感情表出と否定的感情表出の促進と受容」となった．

　そして，佐伯は，話を聴いた師長とスタッフに対して，これまでの苦労をねぎらい，「患者を拘束することに心を痛めてきたことを理解できてうれしい」と伝えた．このことは，師長やスタッフにとって感情を認識するようなフィードバックとなり，「自己および他者に対する感受性の育成」となった．

❷ 患者・家族へのケア

　佐伯は，「なぜ身体拘束が必要な状況になるのか」について考え，それを師長会で伝えた．患者は何らかの自分の意思があり，したいことがある，すなわちニーズがありそれが充足されない状態であるから，看護師にとって予測のつかない動きと認識されること，そのニーズを理解して充足しない限り，「予測のつかない行動」は解消されないこと，そのニーズは普段生活している家庭環境においては十分自己充足できる可能性もあるが，入院環境と身体内部の環境が患者にとって安楽を阻害するものであり，自分で充足できない状態であるから入院という状態になっていることなどを説明した．

　このことには，10のケア因子のうちの「心的，物理的，社会文化的，スピリチュアルな環境からの支持・保護・矯正の提供」「人間的なニーズの充足への援助」を推進していこうというメッセージが込められていた．

❸ 違和感と看護の理想の共有

　そのうえで，佐伯は看護部として，身体拘束や監視機器の過度の使用について，看護部長として違和感があること，当病院の看護の理念通りに患者に対して尊厳あるケア提供を行っていきたいということ，それと身体拘束の実施は相いれないことを明確に師長会で伝えた．

　そのうえで患者の人権の擁護の面からも，患者の尊厳を見出し高めるという看護師の倫理的価値の面からも身体拘束廃止に向けた取り組みをしていきたいことを伝え，身体拘束を廃止するこ

とが看護師と患者の関係構築に肯定的な影響を与えることを説明し，師長たちに協力を依頼した．

このことは，佐伯看護部長が，この病院の看護師に向けて「人間主義的―利他的な価値観の形成」を目指すことをはっきりと表明したことになる．

❹ **倫理的な判断と行動の知識を共有するための倫理カンファレンス**

師長たちは，看護部長が明確に身体拘束廃止を打ち出したことに，戸惑いや不安，脅威を感じたが，これまでの患者に「ごめんね」とあやまりながら身体拘束をするようなケア提供のあり方について疑問をもっていた数人の師長が協力の意思を表明した．そこで，これらの師長の病棟（モデル病棟）において試験的に倫理カンファレンスを行い，身体拘束を解除する方法について検討し，看護計画を立案することにした．

倫理カンファレンスは毎週定期的に開催され，身体拘束事例のニーズのアセスメント，ニーズを充足するような看護の考案を行い，実行した．また身体拘束の効果や影響についての学習会を複数回開催した．また拘束用具を病棟から撤去し，看護部長室に保管し，病棟の看護師だけで身体拘束の実施を判断しないようにした．また倫理カンファレンスは，ケア提供が難しい患者のケアについて本音で相談しあえる場としても機能し，看護師たちの互いの支えあいが活発に行われるようになった．結果として，モデル病棟では，2カ月間で体幹の身体拘束が撤廃された．

この経緯は，身体拘束が必要な状況になる以前に適切なアセスメントと看護援助により，ニーズを充足できたことを表している．つまり，倫理カンファレンスの場で10のケア因子のうちの「科学的問題解決法を体系的に活用しての意思決定」が行われ，援助が改善したことを示している．

❺ **身体拘束廃止に関する組織としての合意形成と実行**

佐伯は，モデル病棟での身体拘束廃止の成功を受けて，身体拘束廃止に関して組織として合意形成を行うことにした．院長をはじめとする各部門の長に必要性を説明し，多職種による身体拘束廃止委員会を設置した．そこで身体拘束適用基準と解除基準，鎮痛プロトコール，鎮静プロトコールの洗練，不眠への非薬剤介入のマニュアル，患者家族への入院時オリエンテーションの充実など，つぎつぎに現場の看護師を支援するツールを作成し，病棟に導入した．

また，どうしても安静が保てず，自傷他害の危険が生じた状況で，直面する看護師が個人の判断で身体拘束を行わなくて済むように，当直師長と看護部長がそのような状況に支援に入り，対応を協議できるような緊急介入のしくみを作った．

6カ月間の取り組みで，体幹の身体拘束は0になり，4点柵も除去された．センサーマットと，上肢のミトンによる身体拘束が時間を限定して実施されるだけとなった．病棟看護師の表情は生き生きとし，患者家族からのクレームも激減した．また身体拘束廃止前後で転倒事故とチューブ抜去は件数の減少が確認されている．

チューブ抜去の大きな要因は，末梢からの持続点滴の実施件数が減少したこと，留置尿カテーテルの実施件数が減少したことである．看護計画を個別に立案することでフィジカルアセスメントが適切に行えるようになり，不必要なチューブ類を早期に除去することにつながり，身体拘束が不必要な状況になったと考える．

師長のなかには，いまだ身体拘束の廃止に懐疑的な見方をする人もいるが，組織としての決定であるため，マニュアルを遵守することに対しては，表立った抵抗を示していない．

❸ 組織的な看護の改善に不可欠な哲学

　看護管理の実践とは，多様な現場の問題を課題に統合し，組織的に解決していくことである．その際に解決の方向性を導く，すなわち，組織の進むべき方向を示すものが哲学である．看護管理とはどちらの方向を向いて解決するのかという看護師のベクトルをそろえる仕事ともいえる．そのために必要なのは，看護管理者の哲学の実践といえる，看護への熱意，姿勢，スタンスといったものである．一つ一つの具体的な案件に対する意思決定を支えるものとして看護管理者の哲学がある．

　看護管理者は，看護師という職業を選び，キャリアを形成してきた人である．また組織の存続，組織の価値の拡大に貢献する人でもある．看護師という専門職が基盤とする看護哲学と，組織が価値を置く経営哲学に折り合いをつけ，組織における看護の価値を高めるという仕事をする．看護の価値の拡大のために看護の哲学を実践する，すなわち看護の志を高くもち，その実現をあきらめず組織の改革に取り組んでいくという看護管理者のぶれない姿勢である．

　前述の事例をワトソンの理論からみると，ヒューマンケアリングを看護管理者が率先して実践することが，その後のケアの改善につながっていった．すなわち，看護管理者は自組織の同僚と部下にケアリングに基づくマネジメントを行った．組織の中でケアリングに基づいたケア実践を支える環境を主張し合意を得た．倫理カンファレンスを継続的に開催したことで実践者の知識や情報の共有の場を確保し，そこで看護師同士のトランスパーソナルなケアリングが実現した．出席した看護師は多くの気づきを得て，行動変容が図られた．結果的に，患者や家族からの反応が肯定的となり，看護の質が上がったことにより組織経営にも貢献した．このことは組織における看護の価値の拡大と，他職種からの看護師への尊重をもたらした．看護師は看護師としての判断に自信を持てるようになった．そして混乱状態にある患者に対して，身体拘束を第一選択とは考えず，さまざまなケア方法に工夫を凝らす看護師が増加した．患者の自律を尊重する看護を看護師自身が自律的に判断できるようになったといえる．

　看護管理実践という判断の連続が求められる仕事に対して，ワトソンの看護哲学が一貫性のある意思決定を支えることとなった．また，看護管理者はケアを職員に行うことで，自己の専門職性であるケアリングを実践しつづけた．すなわち看護師という人生を管理者として生きることになった．

　組織的に看護を改善するには，エビデンスや標準化による規制だけでは不十分であり，管理者の哲学にもとづく価値判断が求められる．その際に看護哲学が看護管理者に内在していることが助けになるだろう．管理者に内在している哲学の実践が看護管理の本質であるといえるかもしれない．

■ 文献
1) Tomey, A.M., Alligood, M.R. 著，都留伸子監訳：看護理論化とその業績　第3版．医学書院，2004．
2) Watson, J. 著，稲岡文昭，稲岡光子訳：ワトソン看護論　人間科学とヒューマンケア．医学書院，1992．

第3章　高度看護実践と看護理論

1. 理 論 編

1 ヘルスケアの変遷

　20世紀に入り，医療技術は目覚ましく進歩してきた．医療者は，専門職者としてより高度な専門知識とその知識に裏付けられた高度な技能が求められる．しかし専門職者は知識と技能だけではない．その専門職者たる倫理観を備えておかねばならない．医療専門職者は高度な知識と技能，そして専門職者としての倫理観に基づいて，患者の状態を正確に判断し，患者がより良くあるべき方法をつねに探求してきたのである．

　一方，医学的知識をもたない患者は，専門家である医療者に，判断，処置をゆだねるしかなかった．医療の権利と責任は患者ではなく，専門家である医療者側にあるとみなし，医療者が患者の最善の利益を考え，患者の医療に関する決定を患者に代わり行う医療パターナリズムが，長い間行われてきたのである．

　このようなヘルスケアパラダイムは大きな転換を迎えることになる．1960年代に，公民権運動，フェミニズム，消費者運動，学生運動が大々的に展開された．これらの社会的動きを背景に，パターナリズムは自立，自己決定と対立する概念として批判が起こり，専門職と患者の関係を見直す必要に迫られた．患者権利保護運動や患者消費者主義といった動きが起こった[1]．そのような中で，個人は自らの健康に責任を負っており，医療者という専門家の意見をもとにどのような治療を望むかを自己決定すべきであると考えられるようになってきたのである．そして医療は患者あるいは障害者にとってはサービスの一つであり，患者あるいは障害者が医療や福祉の中心であるという考え方である．

　また，医療の進歩はすばらしいものであり，人類に大きな幸福をもたらすものであったが，一方で医学では完治できず，慢性に経過したり障害を残すような疾患の存在も明らかになってきた．さらに医療の進歩は人類に高齢化をうながした．人々の疾患構造が変化してきたのである．それにより医療費が増大し，経済を圧迫するようになった．

　このような流れの中で，病気を回避し予防するだけでなく，健康であることを積極的に目指すことの重要性が認識されるようになった．1978年にWHOはアルマアタ宣言[2]において，世界のすべての人々の健康を守り増進するプライマリーヘルスケアの重要性を掲げ，ヘルスプロモーションの考え方をひろめた．ヘルスプロモーションとは人々が自分自身の健康に責任をもち，自

らの健康をコントロールし，たんに寿命の延長だけではなく個人の満足や幸福感を増し，QOL向上ももたらすものである．そして病気の予防やヘルスプロモーションの活動が，膨張する医療費のコストを抑える効果も見込まれ，さらに国や国際レベルで取り組まれるようになっている．

　これらの社会的動きは，当然のことながらヘルスケアシステムの構造的変化ももたらした．病院中心の医療ではなく，地域ケアが中心となった．人々のニーズは多様化し，その人の個別性に即したさまざまなサービスを，地域で提供することが必要となった．それにあわせて多くの専門分化した職種が，有機的に連携し，サービスを個別的に，必要に応じて提供するシステムが必要となってきたのである．人々はさまざまな医療サービスの中から，自分が望む治療，療養を自身の選択のもとで行い，またより健康的な生活を送る権利と義務をもつのである．

　医療への社会的関心は，量，質とも変化してきているのである．

2 高度看護実践に求められるもの

　高度看護実践とは，Hamric[3]によると「看護の各臨床専門領域において，患者が経験する現象に対して，実践的かつ理論的に研究に基づいて広い範囲にわたり，治療に適用すること」である．山本[4]は「高度看護実践はより深く広い知識を盛り，より高レベルのデータの統合を行い，より複雑な技術と介入を用いることが一般看護実践と異なる」と説明している．

　医療の進歩に伴い，専門領域の細分化が進んだ．看護においても，すでに1900年に専門的な臨床実践を求められているという論文が書かれているという．看護師はもともとジェネラリストとしての教育を受けている．しかし医療の高度化，技術革新により，看護においても，より専門性の高い知識をもつ専門家が必要となってきた背景がある．

　高度な専門性の知識が必要となると，看護教育もさらに高度な教育機関で行われるようになった．アメリカで看護系大学院教育プログラムにより養成された看護師がスペシャリストとして現れたのは，1943年のことである．

　クリニカル・ナース・スペシャリスト（CNS：Clinical Nurse Specialist）は，臨床のエキスパートとして複雑な問題を持つ患者の直接ケアにあたる．その延長として患者や家族への教育，カウンセリングなど，専門的な知識と技術を習得することによって提供できる看護介入も行う．しかしそれよりもCNSに求められた役割は，専門職者へのコンサルテーションや教育，あるいは他職種との円滑な連携，あるいは臨床の質の向上のための研究や，実際に改革をするリーダーシップ能力であった．狭義の専門家としての知識や技能というよりも，医療の質を底上げし，改善する統合的な役割が求められている．

　一方，直接患者や家族ケアを行う高度看護実践者として登場したのはナース・プラクティショナー（NP：Nurse Practitioner）である．プライマリーヘルスケアが強調されるようになり，プライマリーケアを担う医師が不足したことに端を発している．医師の代わりにヘルスアセスメントを行い，薬剤の処方やケースマネジメントを行う看護師が必要とされたのである．NPは費用効果が高く，医療費の節約にも効果があり，社会的な要請に合致して高度看護実践として社会的に受け入れられている．

CNSやNPを高度実践看護職APN（Advanced Practice Nurse）と呼び，彼／彼女らが提供する看護が高度看護実践なのである．

高度看護実践には，前述したような医療への社会的関心やヘルスケアの変遷が大きく影響している．その時代時代の社会の要請に応じて，求められる高度看護実践の内容は変化する．現在の社会が医療に求めているのは，より効果的で質の高い，なおかつ効率のよい医療である．また，多様化するニーズに柔軟に応えるヘルスケアサービスであろう．

それに対して現在の高度看護実践は，以下の5つに集約することができるだろう．まずひとつには**エビデンスに基づく効果的で，個別性に応じた看護実践**である．そしてそれは費用効果の高い，**効率**が求められている．

また医療サービスを受ける人々のニーズの多様化と，医療の高度化に伴う医療専門職種の分化によりヘルスケアシステムは変化してきた．それに即してユーザーが効果的にかつ効率よくサービスを享受できるような**ケースマネジメント**と，多くのヘルスケア専門職が有機的に連携できるような**調整**も求められている．

そして医療の質の向上を目指す**改革のリーダーシップ**を発揮することや，その結果をユーザーにわかりやすく提示する**情報開示**が求められている．

これらの高度看護実践を行うCNSやNPには6つの能力が必要だといわれている．ひとつには，直接的な患者や家族へのケアであり，特に**教育やカウンセリング**である．次に看護専門職者あるいは他専門職者への**コンサルテーション**，3つめには臨床の質を改善し，さらなる向上を目指すための**研究**である．この研究の能力には実践を評価するために実際に研究を行うことに加えて，他研究結果を実践に活用することも含まれる．さらに臨床の質を改善し向上するために，現場の問題を明らかにし改革する**リーダーシップ**能力，そして多様なヘルスケア職種と連携し協働する能力，そして医療のあらゆる倫理的問題に関して倫理的に意思決定を導く，**倫理的意思決定能力**である．

❸ 高度看護実践と看護理論

Chinn[5]によると理論とは「いくつかの考え方を創造的，かつ正確に組み立てたもので，体系的で目的のある現象の見方」であり，その目的は「現象の要約，記述（記述）」「概念の関連づけ（説明）」「将来起こりうる事柄の予測（予測）」である．看護理論によって，看護における経験的な事象で何が生じているのか明らかにすることができ，またどうして生じているのかを説明することができる．そして看護の結果として生じることを予測することができる．

現在，高度看護実践に求められている，効果的で，個別性に応じた看護実践，あるいはケースマネジメントにおいて，その実践のエビデンスとなり，その方向性を指し示すものとして看護理論は非常に有用である．個々の患者や家族に対して，個別性に即した効果的な看護実践を行うためには，限局された局面に関する理論である中範囲理論を活用することができるだろう．例えば，何が生じているかを明らかにするための記述理論や，どうしてそのような現象が生じているのかを説明する説明理論，また今後どのようなことが生じるかを推測し方針を立て計画を立てるため

の予測理論などを用いることができるだろう．また高度看護実践として求められる多職種連携の調整や改革のリーダーシップのためには，看護理論に限らず，広く，リーダーシップ論やマネジメント論，変革理論や集団理論などを活用することができるだろう．

また，看護理論は，看護という複雑でわかりにくい現象を誰が見てもわかりやすくし，他者へ伝える言葉となる．高度看護実践として求められる，情報開示を実践するためには，看護の役割や機能，そしてその効果をヘルスケアのユーザーや他専門職者へ説明することができなければならない．看護理論を用いることによって，看護を知らない人々にも，その効果を説明することができるのである．

看護理論を用いることは，看護の専門知識を蓄積することでもあり，看護実践の質の向上へと結びつくものである．多様化するヘルスケアの現状において，さまざまな看護実践に看護理論を用いることで，看護理論では解明できない現象が明らかとなり，さらにその現象を明らかにするために理論が洗練されていくこととなる．専門的知識が蓄積し，新たな理論や専門知識は看護実践の質を向上させるだろう．

高度看護実践者にとって看護理論を用いる最も重要な意義は，看護専門職としてのアイデンティティの確立を促すことである．看護理論の中でも概念モデルや大理論は，他学問とは異なる看護学とは何かを示し，看護における大切な価値や信念を明らかにしている．これらの理論を今までの看護経験や看護についての自分の考えと照らし合わせながら看護実践をすることで，看護師としての自分自身の価値観や考え方が明確になる．そして看護師として自分がどのようにあるべきかを考えることができる．看護理論は，看護専門職者としてのアイデンティティを獲得することを促すのである．

■ 文献
1) 進藤雄三，黒田浩一郎編：医療社会学を学ぶ人のために．世界思想社，1999．
2) WHO：Health Promotion Glossary．WHO報告書，1998．
3) Hamric A. B., Spross J.A., Hanson C.M.：Advanced Nursing Practice 2nd Ed, W.B. Saunders Company, 1996.
4) 山本則子：米国におけるナース・プラクティショナーとクリニカル・ナース・スペシャリスト．インターナショナルナーシングレビュー，26(3)：82-91，2003．
5) Chinn, P.L.：看護理論とは何か．p174，医学書院，1997．

第3章 高度看護実践と看護理論

2. 実 践 編

1 高度看護実践と看護理論

　高度看護実践と看護理論について考える前に，高度看護実践について触れておきたい．

　日本看護系大学協議会では，専門看護師（Certified Nurse Specialist；CNS）と高度看護管理者の総称として"高度実践看護師"（Advanced Practice Nurse；APN）という名称を用いることを提言している[1]．

　専門看護師（CNS）とは，日本看護協会専門看護師認定審査に合格し，ある特定の専門分野において卓越した看護実践能力を有する者をいい，「実践」，「相談」，「調整」，「倫理調整」，「教育」，「研究」の役割を通して，「複雑で解決困難な看護問題をもつ個人，家族及び集団に対して，水準の高い看護ケアを効率よく提供するための，特定の専門看護分野の知識・技術を深めたもの」とされる[2]．また，APNの先進国であるアメリカの研究者Hamricは，APNに求められる能力（Competency）は，「Direct Clinical Practice」を中心に，「Expert Coaching and Guidance」，「Consultation」，「Research」，「Clinical and Professional Leadership」，「Collaboration」，「Ethical Decision Making」が求められると述べている[3]．

　CNS実習に来る大学院生の中には，「"教育"をするために講義を計画したい」，「"調整"を経験したい」など，CNSの"役割"に焦点をあてた課題をもっていることが多い．しかし，筆者はCNSのようなAPNに求められる役割機能や能力は，それらを果たすことが目的ではなく，単独で発揮されるものではないと考えている．実際の臨床では，例えば，筆者の専門とする小児看護においては，子どもと家族のQOLがより向上するための多職種との協働のために「調整」が必要となるのであり，看護としての判断を多職種に伝えたり，子どもと家族を擁護するために，「倫理調整」を行い，CNSだけでなく，多くの看護師がよりよいケアを実践できるように「相談」，「教育」し，実践を評価しエビデンスを蓄積するため，何より"看護とは何か"を探究するために「研究」を行うのである．つまり，対象への直接の看護実践の中から，ケアの必要性が生じ，対象がよりよい状態となることを支えるためにCNSのもつ役割が発揮されるのである．

　では，その臨床場面での高度実践看護において，看護理論を活用するとはどのようなことか．ここでは日本看護協会のCNSの役割を中心に，日々の実践の中でどのように看護理論を活用し，"高度実践看護"に取り組んでいるかについて紹介する．

❷ 実践；Direct Clinical Practice

(1) Case Finding とアセスメント

　看護実践の中で看護理論を活用する場合，前章で紹介されているように，理論をもとに事例を分析し，看護展開することが想像しやすい．しかし，臨床場面では，目の前に対象となる患者や家族が存在し，その場面場面で看護を提供することが求められる．つまり日々の看護実践では，看護が必要となる患者や家族をとらえ，対象が抱える看護問題を瞬時にアセスメントし，看護のポイントを明確にすることが必要となる．特に，高度実践看護においては，「複雑で解決困難な問題を抱える対象」への看護が求められる．そのためには，CNS 自身が専門とする領域の対象に関連する"核"となる看護理論を常に意識し，高度な看護を必要とする対象を見出すこと（Case Finding）が重要である．また，「複雑な問題を抱える対象」を包括的にとらえるために，看護理論や看護モデルだけでなく，心理学や社会学，さらには最新の看護研究に関する知識を備えておく必要がある．

　「対象を包括的にとらえる」ためには，対象との対話や観察などからさまざまな情報を得てアセスメントを行う．日々の看護実践場面では，対象に関連する情報が整理されないままにあることが多い．対象となる方が抱える問題をできるだけ瞬時にアセスメントできるようにするために，理論的な知識をもとに，どのような情報が必要かという点において，意図的に情報収集し，整理することが求められる．筆者は小児看護の実践の中で，成長発達理論をもとに，いくつかの核となる看護理論，家族理論などを重ね合わせて対象をとらえることに心がけている．

　例えば，セルフケアが必要な子ども家族の場合，①子どもが望む社会生活を送ることができているか，②その生活を送るために必要なセルフケアに，その子の成長発達に応じて取り組めているかについて，外来診察場面や待ち時間を利用して，ピアジェの認知発達理論をもとに，子どもの理解の程度や説明の内容の適切さをとらえる．また，日常生活の自立やセルフケアへの取り組みを確認し，エリクソンの心理社会的理論をもとに，セルフケアが必要となる健康問題がありながらも，その子なりの発達課題が達成されているかをとらえる．さらに，家族発達論から，親がどのように親役割をとろうとしているかをとらえる．そして，子どもと家族，特に両親それぞれについて情報を整理しつつ，子どもの成長発達・健康状態と親の健康管理・育児能力やストレスの関係を示したモデル[4]をもとに，セルフケアが必要な子どもと家族の看護問題を明らかにし，看護のポイントを絞ってゆく．

　また，子どもの病状変化の過程で，両親に治療選択が求められる場面では，両親それぞれの理解や感情にとどまらず，構造-機能理論，フリードマンやカルガリー家族アセスメントモデルを参考に，家族のコミュニケーションや対処パターン，意思決定，力関係などをとらえる．

　在宅人工呼吸器や医療的ケアが多い子どもと家族の生活の場の移行を支える場合には，家族，特に両親の疾患や子どもの変化に対する受けとめの状況をとらえつつ，家族システム理論をもとに，"closed system"，"expanded system" などを評価し，さまざまなサポートを導入する際の参考にする．

つまり，さまざまな理論をもとに，目指す対象のよりよい状態を考えながらCase Findingとアセスメントを行い，看護として何が必要かを見極めることが実践における理論の活用である．

(2) 看護ケアの提供

情報収集する際には，子どもや家族との対話が重要となる．筆者は，単に対話を情報収集やアセスメントの過程ではなく，看護理論を活用しケアにつなげることが重要と考えており，この対象との対話がまさに"看護"と考えている．

例えば，親中心のセルフケアから学童期の子ども主体のセルフケアへの移行に課題がある対象の場合．単に発達段階に応じた知識や技術を指導するだけでなく，対話を通じて，子どものセルフケアへの動機付けが高まり，子ども自身が「できるという感覚」をもつことができるような関わりをする．このためには，キングの目標達成理論をもとに，子どもが自分の課題に気づけるように，認知発達に応じた言葉を用い，子どもの関心に焦点を当てた対話を行う．その過程で，子どもがどういう生活や毎日を過ごしたいかをともに考えながら，その子どもの望む生活のために「導尿が一人でできるようになりたい」，「インスリン注射を学校で打てるようになりたい」という子どもの気持ちを共有する．そして「できるようになることはすごいこと」という筆者の気持ちを共有し，子どもが"やってみよう"と感じられるような対話を繰り返す．また，実際にどのようにすればできるようになるかについて，**できていない部分**ではなく，**できそうなところ**を探すことを大切にしながら（Self-Efficacy理論）今までの取り組みを振り返る．そして，学童期の勤勉性という発達課題をもとに，"がんばる表"を作成し，子ども自身ができたところを視覚的に評価でき，達成できた喜びが感じられるようにする．

また，病院という環境ではなく，自宅や学校など毎日の生活の中に，セルフケアがうまく取り入れられるためには，両親の関わりが重要である．そのためにまず，子どもと筆者の対話を両親に見ていただき，子どもへの説明の場面を通して，「この関わり方なら自分たちにもできそう」ということを体感できることが大切である．さらに，一般的な子どもの発達やセルフケア獲得のステップと親の関わり方を共有する．その上で両親に，これまで親中心のセルフケアの取り組みや大変さなどを両親自身が体験を語ることを大切に関わる．時に，お子さまが生まれてから今までのことを話されることもあるが，この過程で，子どもにどうあってほしいか，親としてどうありたいかという親自身の感覚を共有することが大切な看護ケアだと考えている．

つまり，筆者から両親の取り組みに対して具体的な改善点を提示するのではなく，対話の中で，自分たちの取り組みのパターンを感じ，学童期の子どもをもつ親としての役割や，子どもへのセルフケア移行に必要な関わり方に自ら気づくことを大切に関わる．そして，自分たちで気づくことができた両親は，診察場面において子どもが自ら話すことを促すようになり，発達過程で先に予測される問題に対して，親自身が考えたことを看護師に相談し，また自ら解決策を考えるような取り組みをするようになる．これは，マーガレット・ニューマン看護理論の「パターン認識」を活用した関わりである．

実践後には，筆者自身がどのような情報から何をアセスメントし，ケアにつなげたのかという看護過程を記録に残す．その際には，上述のような看護理論に基づいて整理して記録し，"看護"

がみえる形にすることを心がける．さらに，カンファレンス場面で紹介し，他の対象へのケアに応用できるようにすることもCNSの実践に求められることである．

③ 相談・教育

　臨床の看護師の方は，"看護理論"と聞いただけで，「難しい」「私たちにはできない」などアレルギーにも似た反応を示すことが多い．しかし，CNSだけが理論に基づいた看護実践を行うことは意味がない．多くの看護師が，理論に基づいたケア提供を行うことで，対象をよりよい状態に近づけることができる．そのためには「教育」，「相談」を通じた取り組みのなかで，看護理論を活用することが必要となる．

　筆者は，「看護理論」に関する集団を対象にした"講義"より，看護師が「難しさ」や「葛藤」を感じている事象について，看護理論をもとに看護師と一緒に考えることで，一人一人の看護師が自ら感じ，考えていくことを共有することが大切だと考えている．

　例えば，「どのようにケアしてよいかわからない」と相談を持ちかけてくれる看護師に対しては，対話を大切にしながら，看護師自身が自分の対象理解の傾向に気づき，解決策を見出してゆくプロセスを支える．すなわち，マーガレット・ニューマン看護論を活用する．また，ベッドサイドケアや対象との面談場面で，看護師と一緒にケアを行い，自己効力理論を活用することがある．家族とのコミュニケーションに難しさを感じている看護師には，「難しいと感じても，何とかしたいと思う気持ちが重要である」ことを伝え，「何もできていなかったわけではない」ことが感じられるようにする（成功体験）．その上で，筆者自身が家族と面談する場面を共有し，家族との対話を一緒に体験してもらう（代理的体験）．その後，その場面を一緒に振り返り，「大丈夫，できる」ということを伝え（言語的説得），「聴くことはできそう．家族の語りが大切」というように気持ちが変化することを支える（情動的喚起）．このようなプロセスを通して子どもや家族へのケアを行うようになった看護師が，他の対象にもケアを広げ，同じ病棟の看護師にもケアを伝えている様子を目にする．そして，「大変なときに一緒に考えてくれる仲間の存在を意識した」ことを話してくれる．実践のみならず，相談や教育の場面でマーガレット・ニューマン看護論を活用した取り組みの意味を感じる瞬間である．

　また，カンファレンス場面では，最初から，「看護理論を用いて分析する」というスタンスではなく，理論的な枠組みをもって質問を繰り返し，看護師がもつ情報を共有し，一緒に整理することから始める．また，看護師の判断したことやなぜそのケアをしたのかなどもケアの意味を共有し，看護師がどこに困難さを感じているのかともに考える．この時，対象の受け持ち看護師や問題提起した看護師と，情報，判断，看護を分類して紙面に記載することを提案し，その紙面を共有する．これは，筆者が看護モデルを意識しながら情報を共有し，分類しながら記載してゆくことで，紙面上には，看護師自身の実践が看護モデルにそって描かれるようにするためである．その紙面をもとに，不足している情報や関連する問題を一緒に検討し，看護の方向性を共有する．そして，看護師たちの表情が"すっきり"したことを確認してから，「看護師が考え，取り組んでいたことは看護モデルで示すことができた．看護理論やモデルは難しい感じがするかもしれな

いが，とても身近なもので，行っていることを整理し，明確にするためのものである」ことを伝える．看護師自身の体験を看護理論に結びつけて考えることを大切にすることで，看護の楽しさを感じ，興味や関心を高め，他の対象にも応用できるように支えることを大切にしている．

また時に，看護理論を前面的に紹介することもある．例えば，亡くなりゆく子どもとその家族や急変し動揺している家族へのケアに関する相談の場合，看護師自身が悲嘆を感じ，傷ついていることを考慮し，やはり語りを大切にして看護師の苦悩，つらさをそのまま受けとめる．その上でこのようなケースは，筆者にとってもチャレンジであることを伝え，筆者が「支えられ，よりどころにしている看護理論」として，マーガレット・ニューマン看護論を紹介する．そして，看護師自身が自分の感情に敏感になって，「何か言葉かけをしなければとか，ケアしなければということではなく，大変な状況の中でも対象のそばにいること自体がケアである」ことを伝え，もう一度子どもと家族のそばにゆけることを支える．看護理論の活用は，看護師に勇気を与え，私たち看護師を支えてくれるものである．

4 倫理調整

複雑な問題を抱える対象への看護は，多くの職種との協働が重要となる．その過程では，専門職間での意見の相違，価値観の対立や，時に葛藤を生じることがある．例えば，「看護」として，なぜそのように考えるのか説明する際に，ただ状況を分析して伝えるのではなく，看護理論をよりどころとして，「看護」の見方，とらえ方を伝えることが必要である．

また，看護師が，「看護として何をすべきか」と悩む場面では，「看護であること，看護でないこと」を整理するために，ヘンダーソン看護論やワトソン看護論を用いて，看護師たちの実践の意味づけをすることも倫理調整のひとつと考える．看護師が医師や多職種との協働の中で，「看護の立場」で対象の問題をとらえ，対象を護る（擁護する）ために，「看護とはなにか」を常に考えておくことが必要と考える．

5 調　整

「調整」は，在宅ケアに移行する対象に対して，医療チーム間での目標共有や役割分担に関連したことが考えやすい．しかし，CNSに求められる「調整」はこれだけにとどまらない．つまり，実践や相談場面で必要性が見出されたケア方法や教育方法を検討し，臨床に取り入れて，より効率よく対象へのケアが行われるようにすることが含まれる．

新しい取り組みを導入することは，"変化"であり，"変化"は脅威になることがある．この"変化"をうまく調整し，対象にとって「よりよいこと」がスムーズに臨床に導入できるようにするためにChange理論を活用する．ケアをプログラム化したり，専門外来開設など病院システムに取り入れていく際には，対象や看護師個々へのアプローチでなく，組織に働きかけることが求められる．まず，実践したケアが本当によいものかを評価するために看護理論を活用し，文献レビューを行いエビデンスが実践を支持しているかを吟味する．そして，新しい取り組みを導入する

ことによる"変化"の推進力や抑制力を分析し（Force-Field 分析），アプローチしてゆくところを明確にしながら取り組んでゆく．Change 理論を活用することで，CNS が何を目指しているのか，何を解決しようとしているのかが，管理者や仲間の看護師，多職種に示すことができ，取り組みが評価できる．

6 研　究

CNS は，自分たちの看護実践を評価し，エビデンスのある看護実践へと発展させるために研究することが求められる．看護理論に基づいた看護実践を積み重ね，評価し，より臨床で活用しやすく発展させることも必要だろう．また学術的に貢献できる研究を実践レベルで行い，論文として示していくことが必要である．そして，諸外国で発展した看護理論ではなく，日本の文化的背景を考慮した看護理論を導いてゆくことは，今後 CNS に求められる重要な課題であると感じている．

7 おわりに

わが国での高度実践看護師とされている CNS に求められる役割を中心に，筆者自身の実践を紹介した．

看護理論を実践に活用するということは，日々の実践の中で出会う対象に対し，何を目指した取り組みなのか，「看護とは何か」を考えながら対象に向き合うことであり，APN にしかできない特別なことではない．その中で APN に求められることは何か，常に自問することが大切なように感じている．専門分野などの看護理論にとどまらず，広く看護理論の知識をもつこと，また個々の看護理論の範囲，背景，内容を理解しておくことが，実践に身をおく APN に必要なことである．また，今回紹介したように，看護理論だけでなく，他の学問領域の理論も駆使することが求められるだろう．

筆者は常々，CNS に求められる役割はひとつひとつが単独なものではなく，対象の直接の看護実践から必要性が生じるものと考えている．それぞれの場面において，活用すべき理論を明らかにし，取り組んでゆくこと，さらには，CNS の"実践"を通して"看護とは何か？"を常に追究する姿勢こそが，APN に求められることだと感じている．

この章が APN に対する社会の大きな期待に不安を感じながら学び，取り組んでいる多数の仲間となる看護師のみなさまにとっての一助となれば幸いである．

■ 文献
1) 日本看護系大学協議会高度実践看護師制度推進委員会：高度看護実践看護師のコア・コンピテンシーについて—現 CNS による現在の役割の認識と今後の課題．日本看護系大学協議会事業報告書抜粋, 2007.
2) 日本看護協会 HP：http://www.nurse.or.jp/nursing/qualification/howto/pdf/cnsmiti.pdf
3) Hamric, A.B.：A Definition of Advanced Practice Nursing. in Hamric A. B.；Advanced Practice

Nursing an Integrative Approach. 3rd Ed. p96, Elsevier Saunders, St. Louis, 2005.
4) 奈良間美保,松岡真里：小児在宅ケアガイドラインのねらいと活用．コミュニティケア，7(1)：40-45，2005．
5) 坂野雄二,前田基成：セルフ・エフィカシーの臨床心理学．北大路書房，2002．
6) マーガレット A. ニューマン：Health as Expanding Consciousness. 2nd ed. National League for Nursing Press, 1994, 手島恵；マーガレット・ニューマン看護論　拡張する意識としての健康．医学書院，1995．

索 引

■あ行
オレム 73
穏健リアリズム 73

■か行
開拓利用 59
　　──の局面 52, 58
概念 1
　　──体系 12
　　──モデル 4
回復過程 20, 22
科学 3
関わり 96
各位相の状況 70
看護覚え書 10, 11, 20
看護学生 21
看護観 7
看護管理 81
　　──者 81, 91, 103
看護現象 12
　　──の複雑性・多様性 13
看護師患者関係 43, 51
看護システム理論 74
看護実践 3, 10, 15
　　──家 10
　　──固有の価値 26
　　──能力 25
看護師のエンパワメント 18
看護上の問題 22
看護哲学 4
看護の専門性・価値の説明 18, 19
看護の評価規準 21, 23
看護の不足 25
看護場面の評価 23
看護理論 3, 9, 10
　　──家 9, 10
　　──書 9, 10
　　──発展の歴史 13
患者看護師関係 59
関与 95
管理者 91
関連刺激 28, 33
希望 63, 92
基本的看護システム 76
共感 93
　　──の位相 64, 70, 93
共通理解の促進 16, 18
キング 42
クリニカル・ナース・スペシャリスト 105
ケア・エージェンシー 79
ケアリング 98, 103
効果 28
高度看護実践 105
高度実践看護師 106, 108

■さ行
残存刺激 28, 33
ジーン・ワトソン 98
自己概念-アイデンティティ 28
自己覚知 69, 71
自己決定 92
シスター・カリスタ・ロイ 27
実践知 85, 86
実践の質向上 15
実践への貢献 16, 17
使命 26
熟達度 86
熟達レベル 87
受容 94
情緒的関与 71
焦点刺激 28, 32, 33
初学者 26
初期の出会いの位相 64, 70, 92
信頼 92
ステレオタイプ 69, 92
生命力 21, 23
生理的・物理的 28
是認 96
セルフケア 73, 74, 79
　　──・エージェンシー 75, 77, 78
　　──・エージェンシーの力(パワー) 78
　　──・デマンド 75, 78
　　──不足 75
　　──不足理論 74
　　──要件 75, 79
　　──理論 74, 76
選択 92
専門看護師 108
専門知識 25
　　──の蓄積 17, 18
相互依存 28
相互行為 44
相互浸透行為 44
相互浸透作用 43

■た行
対人関係理論 50
大理論 5
他人への興味の欠如 93
中範囲理論 5
調整 112
調節機制 28
治療的な自己利用 96
適応 27, 28
　　──過程 34
　　──システム 27
　　──様式 28, 31, 34, 37, 40
哲学 103
同一化の局面 52, 58
同一性の出現の位相 64, 70, 92
同感 95
　　──の位相 64, 70, 94
トラベルビー 61, 91
トランスパーソナル 98

■な行
ナース・プラクティショナー 105
ナイチンゲール 11, 20
　　──理論 21
ナラティブ 87
人間対人間の関係 62, 63, 69, 91
人間対人間の看護 61
認知機制 28

■は行
パターン認識 110
パトリシア・ベナー 85
範例 86
非効果的反応 28, 31, 37
病気 20
プライマリーヘルスケア 105
フランクル 61
ベナー 11
　　──看護論 11, 85, 88
ペプロウ 50
ヘルスケアパラダイム 104
ヘルスプロモーション 104
変革者 96
方向付けの局面 51, 57

■ま行
マーガレット・ニューマン看護論 111

未知なる看護現象へのいざない　16
メタパラダイム　4
目標達成理論　42
問題解決の局面　52, 58, 59

■ や行
役割機能　28
病いの意味　62
病いや苦難の意味　62

■ ら行
ラポートの位相　64, 70
理念　82
理論　1
　——化　11, 12
　——活用の認識　17, 18
　——的論述　1
　——と実践の往還　16, 17
　——の意識的な適用　24
　——を実践に適用する意義　24
倫理調整　112
類似性　71, 94
ロイ　12
　——の理論　27
ロジャーズ　11

■ その他
5つの位相　63, 69
Advanced Practice Nurse　106, 108
APN　106, 108
Case Finding　109
Certified Nurse Specialist　108
Clinical Nurse Specialist　105
CNS　105, 108
Dorothea E. Orem　73
Florence Nightingale　20
Hildegard E. Peplau　50
Imogene M. King　42
involvement　95
Jean Watson　98
Joyce Travelbee　61, 91
Narrative　87
NP　105
Nurse Practitioner　105
Paradigm Case　86
Patricia Benner　85
Practical Knowledge　86
Sister Callista Roy　27

ナーシング・プロフェッション・シリーズ
看護理論の活用
看護実践の問題解決のために　　　　　　ISBN978-4-263-23788-5

2012年7月20日　第1版第1刷発行
2015年6月25日　第1版第3刷発行

　　　　　　　　　　　　　　編　者　正　木　治　恵
　　　　　　　　　　　　　　　　　　酒　井　郁　子
　　　　　　　　　　　　　　発行者　大　畑　秀　穂
　　　　　　　　　　　　　　発行所　医歯薬出版株式会社
　　　　　　　　　　　　　〒113-8612　東京都文京区本駒込1-7-10
　　　　　　　　　　　　　TEL. (03)5395-7618(編集)・7616(販売)
　　　　　　　　　　　　　FAX. (03)5395-7609(編集)・8563(販売)
　　　　　　　　　　　　　　　http://www.ishiyaku.co.jp/
　　　　　　　　　　　　　郵便振替番号　00190-5-13816

乱丁，落丁の際はお取り替えいたします　　印刷・教文堂／製本・皆川製本所
　　　　　　　　© Ishiyaku Publishers, Inc., 2012. Printed in Japan

本書の複製権・翻訳権・翻案権・上映権・譲渡権・貸与権・公衆送信権(送信可能化権を含む)・
口述権は，医歯薬出版㈱が保有します．
本書を無断で複製する行為(コピー，スキャン，デジタルデータ化など)は，「私的使用のため
の複製」などの著作権法上の限られた例外を除き禁じられています．また私的使用に該当する場
合であっても，請負業者等の第三者に依頼し上記の行為を行うことは違法となります．

JCOPY ＜㈳出版者著作権管理機構 委託出版物＞
本書をコピーやスキャン等により複製される場合は，そのつど事前に㈳出版者著作権管理
機構(電話 03-3513-6969，FAX 03-3513-6979，e-mail：info@jcopy.or.jp)の許諾を得てください．

● 危機的状況にある患者を総合的にとらえて実践する
クリティカルケア看護の決定版！

クリティカルケア看護 完全ガイド

◆黒田　裕子（徳島文理大学大学院看護学研究科教授）
　林　みよ子（天理医療大学医療学部教授）　編集

◆B5判　400頁　定価（本体5,400円＋税）
　　　　ISBN978-4-263-23582-9

■本書の特徴

● 本書は救急治療，集中治療，周手術期はもちろん一般病棟を含め，あらゆる治療の場に求められるクリティカルケア看護の実際をまとめた完全ガイド版である．
● 平易な表現で基礎から臨床まで実践に即してわかりやすくまとめられた本書は，臨床ナースのみでなく看護学生にとっても，おおいに役立つ一冊となっている．

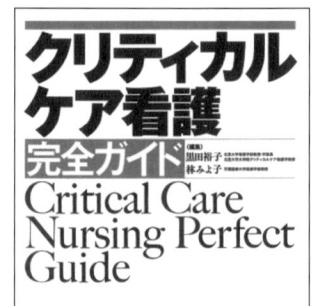

■おもな目次

第1章　クリティカルケア看護の基礎
1. クリティカルケア看護の特徴
2. クリティカルケア領域で用いられる中範囲理論
3. クリティカルケア領域における家族看護
4. クリティカルケア看護と倫理
5. クリティカルケア看護と安全

第2章　さまざまなクリティカル場面における看護
1. 救急治療の場における看護
2. 集中治療の場における看護
3. 周手術期の看護
4. リエゾン精神科領域における看護

第3章　クリティカルな状態にある患者の主な病態とその看護ケア
1. 循環器系
2. 呼吸器系
3. 脳神経系
4. 消化器系
5. 代謝・内分泌系
6. 外傷
7. 熱傷
8. 急性薬物中毒

医歯薬出版株式会社　〒113-8612 東京都文京区本駒込1-7-10　TEL03-5395-7610　FAX03-5395-7611　http://www.ishiyaku.co.jp/

● 文献レビューを始める際の初心者必携の入門書！

看護研究・看護実践の質を高める
文献レビューのきほん

◆大木秀一（石川県立看護大学看護学部教授）著
◆B5判　122頁　定価（本体2,600円＋税）

■ **本書のおもな特長**

●文献レビューは国内では文献研究や文献検討と呼ばれることが多いですが，量的研究や質的研究とならぶ代表的な研究方法の１つです．

●本書は主として看護研究の初心者を対象に文献レビューの考え方や具体的な手順について解説したものです．具体的には文献レビューのプロセスを，①課題設定，②文献検索，③内容検討，④文献統合，⑤論文執筆の５つのステップに分けて解説し，単独の論文として公表できるレビューを作成することを目指します．

●わかりやすい解説で看護研究に関する執筆実績のある著者の最新刊！

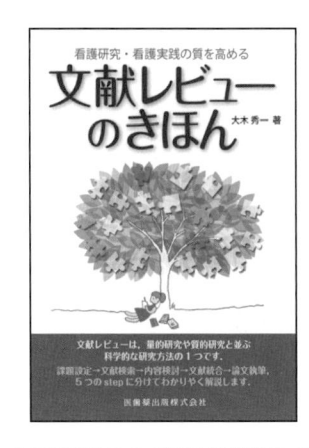

ISBN978-4-263-23581-2

■ **おもな目次**
● Book-1
　第１章　文献レビューに必要な予備知識
　第２章　文献レビューの概要
● Book-2
　第１章　Step 1　課題設定—研究テーマを決める
　第２章　Step 2　文献検索—文献を検索・入手・管理する
　第３章　Step 3　内容検討—入手した文献を読み，内容を検討する
　第４章　Step 4　文献統合—検討した結果を整理し統合・解釈する
　第５章　Step 5　論文執筆—全体のプロセスを執筆する

医歯薬出版株式会社　〒113-8612 東京都文京区本駒込1-7-10　TEL03-5395-7610　FAX03-5395-7611　http://www.ishiyaku.co.jp/

●スキルアップを目指すナースのための実務必携シリーズ！

ナーシング・プロフェッション・シリーズ

好評発売中

ナーシング・プロフェッション・シリーズ　ISBN978-4-263-23789-2

高次脳機能障害をもつ人へのナーシングアプローチ

■石川ふみよ／奥宮暁子 編著
■B5判　200頁　定価（本体3,800円＋税）

疾病や障害特性に応じた援助について解説し，治療や訓練など具体的な看護援助のプロセスを示すことで，日々の看護援助に活用しやすい内容となっている．

ナーシング・プロフェッション・シリーズ　ISBN978-4-263-23788-5

看護理論の活用
看護実践の問題解決のために

■正木治恵／酒井郁子 編著
■B5判　128頁　定価（本体3,000円＋税）

看護理論を活用することの意味と具体例をわかりやすく解説．看護現場における具体的な問題解決を図ることに役立つ．

ナーシング・プロフェッション・シリーズ　ISBN978-4-263-23787-8

感染管理の実践

■内田美保 編著
■B5判　194頁　定価（本体3,800円＋税）

感染管理の実践者から医療現場に働くスタッフのために，感染対策の実践について解説した．

ナーシング・プロフェッション・シリーズ　ISBN978-4-263-23779-3
がん看護の実践-1

エンドオブライフのがん緩和ケアと看取り

■嶺岸秀子／千崎美登子 編
■B5判　212頁　定価（本体3,600円＋税）

「緩和ケア」や「看取り」の過程に取り組む看護職に必須の内容を，図・写真・イラストを多用し，事例紹介などわかりやすくまとめた．

ナーシング・プロフェッション・シリーズ　ISBN978-4-263-23780-9
がん看護の実践-2

乳がん患者への看護ケア

■嶺岸秀子／千崎美登子 編
■B5判　202頁　定価（本体3,500円＋税）

現状における課題から病期経過に応じた看護ケアのあり方までを，豊富な図・写真・イラストで解説．

ナーシング・プロフェッション・シリーズ　ISBN978-4-263-23782-3
がん看護の実践-3

放射線治療を受けるがんサバイバーへの看護ケア

■嶺岸秀子／千崎美登子／近藤まゆみ 編著
■B5判　182頁　定価（本体3,600円＋税）

がんサバイバー・家族のパートナーとなって，看護ケアを展開するための実践書！

ナーシング・プロフェッション・シリーズ　ISBN978-4-263-23781-6

スキントラブルの予防とケア
ハイリスクケースへのアプローチ

■松原康美 編著
■B5判　164頁　定価（本体3,200円＋税）

皮膚・排泄ケア認定看護師が実際にケアを行う時にどのようにアセスメントし，ケアを実践しているのか，そのノウハウを解説．

ナーシング・プロフェッション・シリーズ　ISBN978-4-263-23783-0

地域高齢者のための看護システムマネジメント

■吉本照子／酒井郁子／杉田由加里 編著
■B5判　206頁　定価（本体4,400円＋税）

地域高齢者看護システム構築のための活動（計画・実施・評価）の事例などを盛り込んだ実践書．

ナーシング・プロフェッション・シリーズ　ISBN978-4-263-23785-4

腎不全・透析看護の実践

■松岡由美子／梅村美代志 編
■B5判　248頁　定価（本体4,200円＋税）

病期，原疾患，病態ごとに必要となる知識・技術を解説．透析療法の継続により現れてくる合併症についてもくわしく扱った．

ナーシング・プロフェッション・シリーズ　ISBN978-4-263-23778-6

ストーマケアの実践

■松原康美 編著
■B5判　172頁　定価（本体3,200円＋税）

皮膚・排泄ケア認定看護師の役割，資格取得プロセスを明記．ストーマを造設した患者とその家族にケアの方法などをアドバイスしていくための知識と技術を提供する手引き書．

ナーシング・プロフェッション・シリーズ　ISBN978-4-263-23786-1

手術室看護
術前術後をつなげる術中看護

■草柳かほる／久保田由美子／峯川美弥子 編著
■B5判　292頁　定価（本体4,800円＋税）

手術室看護師に必須の知識と役割，手術室での看護展開を可視化した．患者家族の心理的ケア，術前・術後の継続看護の視点についても収載．

医歯薬出版株式会社　〒113-8612 東京都文京区本駒込1-7-10　TEL03-5395-7610　FAX03-5395-7611　http://www.ishiyaku.co.jp/